Pamela Ferguson

Lebensfreude und Harmonie durch die Kraft der 5 Elemente

- Körper und Seele in Balance nach der traditionellen fernöstlichen Lehre

- So aktivieren Sie Ki-Energie und Selbstheilungskräfte

- Vergessen Sie den Alltagsstreß, und werden Sie zum ruhenden Pol

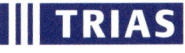

Leserservice:

Wenn Sie Fragen oder Anregungen zu
diesem Buch haben, schreiben Sie uns:
TRIAS Verlag
Postfach 30 11 07
D-70451 Stuttgart

Umschlaggestaltung:
Cyclus · D+P Loenicker, Stuttgart

Textzeichnungen:
Friedrich Hartmann, Nagold

Lektorat:
Susanne Warmuth

Bildnachweis:
Umschlag vorn: Bavaria
Umschlag hinten: BackArt
Textabbildungen siehe Seite 197 f.

Die Deutsche Bibliothek –
CIP-Einheitsaufnahme
Ferguson, Pamela:
Lebensfreude und Harmonie durch die Kraft
der 5 Elemente : Körper und Seele in Balance
nach der traditionellen fernöstlichen Lehre ;
so aktivieren Sie Ki-Energie und Selbstheilungskräfte; vergessen Sie den Alltagsstreß,
und werden Sie zum ruhenden Pol / Pamela
Ferguson. – Stuttgart : TRIAS, 1999

Wichtiger Hinweis:
Wie jede Wissenschaft ist die Medizin ständigen Entwicklungen unterworfen. Forschung
und klinische Erfahrung erweitern unsere
Erkenntnisse, insbesondere was Behandlung
und medikamentöse Therapie anbelangt. So-
weit in diesem Werk eine Dosierung oder eine
Applikation erwähnt wird, darf der Leser zwar
darauf vertrauen, daß Autoren, Herausgeber
und Verlag große Sorgfalt darauf verwandt
haben, daß diese Angabe **dem Wissensstand
bei Fertigstellung des Werkes** entspricht.
Für Angaben über Dosierungsanweisungen
und Applikationsformen kann vom Verlag jedoch keine Gewähr übernommen werden. **Jeder Benutzer ist angehalten,** durch sorgfälti-
ge Prüfung der Beipackzettel der verwendeten Präparate und gegebenenfalls nach Kon-
sultation eines Spezialisten festzustellen, ob
die dort gegebene Empfehlung für Dosierun-
gen oder die Beachtung von Kontraindikatio-
nen gegenüber der Angabe in diesem Buch
abweicht. Eine solche Prüfung ist besonders
wichtig bei selten verwendeten Präparaten
oder solchen, die neu auf den Markt gebracht
worden sind. **Jede Dosierung oder Applikation erfolgt auf eigene Gefahr des Benutzers.**
Autoren und Verlag appellieren an jeden Benutzer, ihm etwa auffallende Ungenauigkei-
ten dem Verlag mitzuteilen.

Gedruckt auf chlorfrei gebleichtem Papier

© 1999 Georg Thieme Verlag
Rüdigerstraße 14, D-70469 Stuttgart
Printed in Germany
Satz: Fotosatz H. Buck, Kumhausen
Druck: Westermann Druck, Zwickau

ISBN 3-89373-482-1   1 2 3 4 5 6

Geleitwort

Die Fünf-Elemente-Lehre ist eine der Grundlagen der asiatischen Medizin. Sie beruht auf der Beobachtung der Natur als interaktiver Kraft, die die verschiedenen Aspekte unseres Lebens zu einem einheitlichen, sinnvollen Ganzen verwebt. Mit anderen Worten, es geht darum, die Ausdrucksformen und Prozesse zu erkennen, in denen sich Leben auf der Erde äußert. Das Gesetz der Fünf Elemente hilft uns verstehen, wie zwei oder mehr auf den ersten Blick verschiedene Dinge zueinander in Beziehung stehen und die Befindlichkeit eines Menschen ausdrücken können. So kann sich ein körperliches Leiden in einer Vorliebe für bestimmte Farben, Formen oder Lebensmittel äußern, die in der Regel jene Elemente enthalten, mit denen der Zustand ausgeglichen werden kann. Eine körperliche Verfassung kann sich auch in den Emotionen und im psychischen und spirituellen Zustand eines Menschen spiegeln. Ein erfahrener Praktiker der asiatischen Medizin wird ein Problem, das auf irgendeiner dieser Ebenen besteht, ausmachen und die Elemente heranziehen, die notwendig sind, um den Zustand zu behandeln und die Heilung zu fördern. Da dieses Wissen sehr viel mit »gesundem Menschenverstand« zu tun hat, kann jeder lernen, die Grundregeln der Fünf Elemente in seinem Alltag anzuwenden. Das hatte Pamela Ferguson im Sinn, als sie dieses Buch schrieb.

Sie vermittelt dieses Wissen auf sehr praktische und humorvolle Weise, die jeder – der Laie ebenso wie der erfahrene Praktiker der asiatischen Heilkunde – leicht verstehen und einordnen kann. Durchgehend stellt Pamela die Fünf Elemente als Urform nicht nur in der Medizin, sondern auch in Kultur und Kunst dar. Sie verwendet Beispiele, wie die Fünf Elemente auf der ganzen Erde in verschiedenen Formen sichtbar werden, sei es in der Sprache oder in Sitten und Gebräuchen. Sie versteht es meisterhaft, die vielen Facetten aufblitzen zu lassen, in denen die Fünf Elemente in Erscheinung treten.

Pauline Sasaki
Norwalk, Connecticut

Geleitwort

Mit ihrem leichtverständlichen Schreibstil, ihren phantasievollen Beispielen und ihrer reichen praktischen Erfahrung ist Pamela Ferguson etwas Seltenes gelungen: ein Buch, das nicht nur für fortgeschrittene Studenten der fernöstlichen Medizin eine Quelle der Erkenntnis sein wird, sondern das sich auch wunderbar als Einführung für Laien oder Angehörige anderer Heilberufe eignet. Mir, einer Leserin aus der westlichen Gedankenwelt, diente es nicht nur als Orientierung, sondern es bereicherte auch mein Verständnis von Theorie und Praxis bestimmter Bereiche in den fernöstlichen Traditionen. Ungewohnte Vorstellungen erhielten durch die vielen persönlichen und klinischen Beispiele, die ich auf mich und meine Patienten anwenden konnte, plötzlich ein vertrautes Gesicht. Die Betonung internationaler Themen und der Beziehungen zwischen der Innenwelt des Körpers und dem gesellschaftlichen, politischen und physischen Umfeld sind weitere Pluspunkte, die wir der großen Erfahrung der Autorin mit vielen Kultur(kreis)en verdanken.

Das Buch ist sehr lebendig geschrieben, es liest sich wie ein Roman. Fast ohne es zu merken, verstand ich auf einmal, wie sich das ganze Leben in den Regeln der Fünf Elemente abspielt.

Inzwischen überlege ich mir bewußt, was ich anziehe und wo mich mein Spaziergang hinführen soll, wissend, daß diese Entscheidungen meine Gesundheit und meine Einstellung zum Leben beeinflussen können.

Dieses Buch wurde zu einer echten Bereicherung meiner Büchersammlung – neben den klassischen Bänden, die das gleiche Thema behandeln mögen, deren Lektüre aber weit weniger kurzweilig ist.

Beverly A. Hall
Dr. phil., Dipl.-Krankenschwester, F.A.A.N.
(Fellow of the American Association of Nurses)
Professor of Nursing, University of Texas, Austin

Vorwort

Dieses Buch möchte Ihnen die Wurzeln einer der ältesten Medizin-Philosophien der Welt nahebringen – das System der Fünf Elemente, das im Menschen einen Mikrokosmos innerhalb des Universums sieht. Verschiedene Varianten dieses Themas finden sich in vielen Kulturen des Ostens und des Westens. Die Fünf-Elemente-Lehre bildet den Kern unserer westlichen Ausbildung in fernöstlicher Medizin. Wir lernen dabei, uns und unsere Patienten nach den zyklischen Zusammenhängen der Elemente – Holz, Feuer, Erde, Metall und Wasser – und den jeweils entsprechenden Jahreszeiten – Frühling, Sommer, Spätsommer, Herbst und Winter – zu diagnostizieren.

Ein System, bei dem das Heilen uns und unsere Umwelt einbezieht, hat etwas sehr Beruhigendes. In einem höheren mystischen Sinn wird Gesundheit zum Ausdruck der Harmonie zwischen Mensch und Kosmos. Auf einer sehr praktischen Ebene stellt Gesundheit einen Balanceakt zwischen Ihren Körpervorgängen und Ihrer Umgebung dar; er ermöglicht Ihnen einen unverstellten Blick auf die Zusammenhänge zwischen dem Kommen und Gehen der Jahreszeiten und Ihrem Körper, Ihren Stimmungen, den klimatischen Bedingungen, Nahrungsmitteln, Ihrem Zuhause, den Farben, Bräuchen und vielen anderen Bereichen.

Indessen stellt das 21. Jahrhundert eine enorme Herausforderung für das System der Fünf Elemente dar. Wir haben 85 Prozent unserer Regenwälder verloren und fahren fort, sie mit der selbstmörderischen Größenordnung von einem Fußballfeld pro Minute zu zerstören. Der verstorbene Schriftsteller William Burroughs hat das treffend formuliert: »Welche andere Spezies zerstört systematisch die eigene Lunge?« Wenn außerdem die zunehmende Umwelt»verschmutzung« durch elektromagnetische Strahlung aus computerisierten Geräten, tragbaren Telefonen und Laptops imstande ist, Fernsehgeräte zum spontanen Surfen durch die Kanäle oder Rollstühle zum Herumwirbeln zu veranlassen, als wären sie von einem Poltergeist gesteuert – welchen Einfluß hat dies alles erst auf unsere subtilen Lebenskräfte (Ki-Energie in Japan, Chi oder Qi im Chinesischen)?

Seit 1950 ist unser Organismus zudem mit 70000 neuen chemischen Verbindungen bombardiert worden, deren Toxizität für den Menschen allenfalls bei einem Bruchteil dieser Substanzen geprüft wurde, stellen die Kinderärzte Herbert L. Needleman und Philip J. Landrigan in ihrem lesenswerten Buch *Umweltgifte: So schützen Sie Ihr Kind* fest, das übrigens auch praktischen Rat bietet. Das Handeln im Interesse der Gesundheit im 21. Jahrhundert muß Mensch und Umwelt miteinander verknüpfen, wenn wir im Einklang mit der Lehre von den Fünf Elementen leben wollen. Wir müssen die Umweltmedizin stärker fördern, um zu überleben.

Als die Katastrophe von Tschernobyl über uns kam, war ich in der Schweiz. Milchprodukte verschwanden aus den Regalen der Supermärkte. Die Bauern im Tessin und in Norditalien mußten viele Hektar kontaminierter grüner Blattgemüse vernichten. Bedenkt man die nachhaltigen Auswirkungen auf die Nahrungskette, dann glaube ich, daß kein Mensch, der 1986 in Europa lebte, den Langzeitfolgen von Tschernobyl entgehen kann. Ich bin überzeugt (wenn ich es auch nicht beweisen kann), daß Tschernobyl das Wachstum eines undifferenzierten winzigen Knotens in meiner rechten Brust zu einem Tumor beschleunigte, der 1987 die Größe einer Orange hatte. Meines Erachtens wurde meine Krebserkrankung durch mehrere Faktoren verursacht. Einige dieser Faktoren sind der Tatsache zuzuschreiben, daß meine Vorfahren väterlicher- wie auch mütterlicherseits Grubenarbeiter mit hoher Krebshäufigkeit waren, die in stark mit Blei belasteten Städten lebten, und daß ich, wie viele aus meiner Generation, während der fünfziger Jahre einer extremen DDT-Belastung ausgesetzt war.

Seither habe ich meine Erfahrungen mit all diesen Faktoren, die meinen Brustkrebs förderten – und mein Überleben durch die kombinierte Anwendung konventioneller und alternativer medizinischer Behandlungsmöglichkeiten –, in Lernmaterialien umgesetzt, die Hunderten von Lernenden, Kranken und ihren Familien helfen, die sich alljährlich mit der Krebskrankheit auseinandersetzen müssen. Doch in Wirklichkeit habe ich nur die Fünf-Elemente-Lehre in die Tat umgesetzt – mit ganz viel Zuversicht und Humor, um einen Weg zu finden, in der heutigen Zeit zu überleben.

Da ich Zen-Shiatsu in vielen Ländern unterrichte, ermutige ich meine Schülerinnen und Schüler, sich – wo immer sie leben – die Gesundheit der Umwelt bewußt zu machen, nicht nur im Hinblick darauf, wie sich dies auf ihre Patienten auswirken wird, sondern auch auf sie selbst und auf ihre Familien. Ich ermutige sie, nicht zu unterscheiden zwischen der Arbeit, die sie in der Privatpraxis, in Klinik, Schule und Krankenhaus leisten, und dem, was sie mit ihren Patienten, Angehörigen und Freunden für die Gesellschaft im ganzen tun.

Die Anwendung der Fünf Elemente ist alles andere als trübsinnig oder pessimistisch, sie wird Sie heiter stimmen und Ihnen viele neue Anstöße geben. Sie vereint das westliche Engagement für die Gesundheit mit den auf Harmonie abzielenden Philosophien des Ostens und ihren anmutigen Bewegungsfolgen.

Zen-Shiatsu ist eine modernisierte Form innerhalb der traditionellen japanischen Medizin (TJM). Über mehrere Jahrhunderte glättete, vereinfachte und adaptierte die TJM die traditionelle chinesische Medizin durch den Filter der japanischen Kultur. Aus der Erfahrung erneuerungsbewußter Praktiker entstehen immer wieder neue TJM-Formen. Meine Erfahrungen, die ich Mitte bis Ende der neunziger Jahre mit meinem Buch über Shiatsu machte, das in Englisch, Deutsch und Russisch erschienen ist, sowie die verschiedenen Interviews in Medien und die Lesungen in Buchläden diesseits und jenseits des Atlantik haben mir gezeigt, daß ein großes und wachsendes Interesse an Selbstbehandlung durch die leichter zugänglichen Formen der asiatischen Medizin besteht.

Da ich selbst mein Leben einer Mischung von östlicher und westlicher Medizin und dem Engagement für Gesundheitsbelange verdanke, kann ich dem Vorschlag von Dr. Andrew Weil, einem in Harvard ausgebildeten Arzt und Buchautor *(Heilung aus eigener Kraft: die Selbstheilungskräfte des Körpers aktivieren)*, den Begriff »integrative« Medizin zu verwenden, nur zustimmen.

Kreuz und quer durch viele alte Kulturen in Ost und West ist zu erkennen, daß das Gesetz der Fünf Elemente wahrlich »integrativ« ist.

Lebensfreude und Harmonie durch die Kraft der Fünf Elemente ist die logische Fortsetzung des Shiatsu-Buches, ein ebenso praktischer wie interaktiver Leitfaden für Familien, die eine tiefere Einsicht in ihr Leben und ihre alltäglichen gesundheitlichen Bedürfnisse gewinnen möchten. Ich biete außerdem einen neuen Zugang für Schüler und Praktizierende der fernöstlichen und der westlichen Medizin, insbesondere für solche, deren Interesse für Ganzheitsmedizin sich auch auf Ökologie, Kunst, Literatur, Architektur und Anthropologie erstreckt.

Neben den Fachbüchern über die Fünf Elemente aus der Feder asiatischer und westlicher Autoren, die sich an Schüler und Praktizierende der fernöstlichen Medizin wenden, wurden auch populäre Bücher in Englisch, Deutsch und Französisch über verschiedene Aspekte der Fünf Elemente verfaßt, etwa Heilen mit Farben oder Kochen nach den Jahreszeiten. Selbst die Geschichte von den bösen Buben Max und Moritz kann als spitzbübische Version der Fünf Elemente gelesen werden (*Fünf Wandlungsphasen in fünf Streichen: Grundprinzipien der chinesischen Medizin am Beispiel von Max und Moritz* von Antonius Pollmann).

Jahrelang träumte ich von einem Buch über die Fünf Elemente, das ich mir für die Zeit meiner eigenen Ausbildung gewünscht hätte, das aber für ein Laienpublikum ebenso nützlich wäre. Das Thema eignet sich ideal für einen allgemeinverständlichen Text, der durch Fallstudien, ins Auge springende Diagramme, witzige Zeichnungen sowie Fotos zum schnellen visuellen Erfassen veranschaulicht wird.

Als ich damit begann, wußte ich noch nicht, daß ich für *Lebensfreude und Harmonie durch die Kraft der Fünf Elemente* auf meine Erfahrungen als weltweit aktive Journalistin und Expertin für Marketing und Design ebenso zurückgreifen würde wie auf meine Liebe zur Literatur, meine Reisen und meine heutige Hinwendung zur fernöstlichen Medizin. Ich biete keinen traditionellen Zugang und entschuldige mich nicht dafür, daß ich meine eigene, eigenwillige Interpretation der Fünf Elemente liefere. Sie ist lediglich die jüngste in einer Reihe von Interpretationen, die im Laufe des 21. Jahrhunderts hoffentlich immer weiter entwickelt werden.

Dank

Meine Freunde, Schülerinnen, Kolleginnen und Kollegen in aller Welt haben mich beim vorliegenden Buch inspiriert. Ich bin dankbar für die Gespräche mit Matthias Wieck, dem Gründer des *Xianxi Zentrums für Chinesische Medizin* in Berlin, und habe voll Freude gesehen, wie zielsicher er die Fünf Elemente in allem zu erkennen weiß, in den Wohnungen seiner Patienten, in Kräutertees, im Logo der Olympischen Spiele. Angeregt hat mich auch, wie andere Freundinnen und frühere Schülerinnen und Schüler, die mich heute einladen, in ihren Schulen zu lehren, die neuen Erkenntnisse über die Fünf Elemente umgesetzt haben, insbesondere Edith Storch (Gründerin des *Shiatsu Zentrums Edith Storch, Berlin*), Elli Mann-Langhof und Heidemarie Kuhl *(Shiatsu Schule Berlin – Düsseldorf)*, Wilfried Rappenecker *(Shiatsu Schule Hamburg)*, Bernhard Ruhla (Dresden) und Erika Bringold (Winterthur, Schweiz).

Meine fortdauernden Kontakte zu meiner Zen-Shiatsu-Lehrerin Pauline Sasaki in den USA geben mir immer wieder neuen Schwung. Auch meinen Verbindungen nach Kanada, in Montreal zu Jean Lecomte *(Shiatsu Ki Quebec)*, Dr. med. Raymond Ricard, Dipl.-Krankenschwester Suzanne Ricard, Dr. med. Lise Ste-Marie, Dr. med. Elisabeth Reichel, der Psychologin Claudette LeBlanc, in Toronto zu Tetsuro Saito *(Shiatsu Centre)*, Kaz Kamiya und Nancy van der Poorten *(Shiatsu School of Canada)* verdanke ich wertvollen Gedankenaustausch und viele Einsichten.

Meine Freundinnen, Schüler, Patientinnen und Patienten haben ganz unterschiedliche kulturelle und ethnische Hintergründe. Es macht mir Freude, mich mit der Klangfülle und dem Reichtum ihrer Sprachen zu beschäftigen. Ich möchte wenigstens einige von denen dankbar nennen, die ihre sprachlichen Fähigkeiten in dieses Buch eingebracht haben: die Übersetzerin Gaye Kynoch, Großbritannien (Dänisch), die aus Hamburg gebürtige Übersetzerin Ute Schwarzer, die es über London in die USA verschlagen hat (Deutsch, Französisch, Spanisch, Italienisch, Portugiesisch,

Niederländisch), die palästinensische Krankenschwester Karimah Tarazi in New York City (Arabisch, Spanisch) und die in Austin tätige Akupunkteurin Alighta Averbukh, die aus Odessa, Ukraine, stammt.

Danken möchte ich auch der *Feng Shui*-Beraterin Annie Grey, der Designerin Sophie Keir und Frances Futterman vom *Achromatopsia Network*, daß sie ihr fachliches Wissen und ihre Erfahrungen mit mir geteilt haben. Die Suche nach repräsentativen Abbildungen war ein Abenteuer für sich. Allein um den Inuit-Bildhauer Menasie Akpaliapik zu finden und um die Abdruckgenehmigung für eines seiner Kunstwerke zu bitten, bedurfte es unzähliger E-Mails, Faxe und Telefonate mit Felicia Cukier von der *Art Gallery of Toronto* sowie der engagierten Hilfe eines Netzwerks von Handelsposten, Kooperation und Ladenbesitzern zwischen Toronto und der Zirkumpolarregion. Ihnen allen sei an dieser Stelle herzlich gedankt. Außerdem möchte ich Hanni Forester vom *Asian Art Museum* in San Francisco und Kathleen Ryan von *Philadelphia Museum of Art* danken. Dank auch an June Botha von den *National Media* in Kapstadt für die wahrhaft »umwerfenden« Bilder der typischen Südostwinde und an die Familie Winiker in der Schweiz, die mir so viele Aspekte der Fasnacht, vor allem der in Basel, nahebrachte. Den Künstlerinnen Karen Greathouse und Jessica Higgins, den Architekten Renato Severino und André Studer sowie den Photographen und Photographinnen Jan Jordán, Nancy Scanlan und Marina Dodis danke ich vielmals für die anregenden Diskussionen über ihre Arbeiten. Mein ganz besonderer Dank gilt dem Graphiker Friedrich Hartmann, der es verstand, alle unsere Wünsche in punkto Illustration auf phantasievolle Weise umzusetzen.

Mitte des Jahres 1996 habe ich meine Praxis in den USA nach Austin, Texas, verlegt, um für Stuart und Annie Watts, die Gründer der *Academy of Oriental Medicine* (AOMA), das Zen-Shiatsu-Programm zu entwickeln und eng mit drei phantastischen Ärzten zusammenzuarbeiten, die aus China stammen: Qian Zhi (Jamie) Wu von der Universität Chengdu, Yuxin He und Guoen Wang, beide von der Universität Heilongjiang. Ich bin dankbar für alles, was ich von ihnen gelernt habe. Dr. He Yan Wu, Akupunkteur und ein großartiger Schriftkünstler, hat die Kalligraphien für dieses Buch angefertigt. Eve Berens, die aus Erlangen stammt und an der AOMA als Akupunkteurin arbeitet, hat für die Meridian-Übungen Modell gestanden und war überhaupt eine tolle Assistentin und eine große Hilfe bei speziellen Übersetzungsproblemen. Auch diesen beiden ein ganz herzliches Dankeschön.

Meine Lehrtätigkeit an der AOMA machte mir noch stärker bewußt, wie notwendig es ist, daß wir im Westen uns die Terminologie und die Vorstellungswelt der fernöstlichen Medizin zu eigen machen, die vielen asiatischen Kulturen, Sprachen und Idiomen zugrunde liegen. Für das Gesetz der Fünf Elemente trifft dies nur teilweise zu, da es in der westlichen Kultur hinsichtlich der jahreszeitlichen Zyklen, der Rituale und der Kunst vertraute Parallelen gibt. Deswegen spielt das Gesetz der Fünf Elemente im Westen in den Schulen für fernöstliche Medizin eine noch größere Rolle als im Osten.

Mein ganz besonderer Dank gilt auch zwei wunderbaren Lektoren: Susanne Warmuth in Deutschland und Michael Alcock in Großbritannien, meiner Übersetzerin Ulla Schuler in Frankfurt und drei großartigen Agenten: Edy Selman in New York, Ruth Weibel in Zürich und David Grossman in London, die mich so tatkräftig bei meinen beiden Büchern über Shiatsu und die Fünf Elemente unterstützt haben.

Schließlich danke ich Bernadette Winiker, diplomierte Krankenschwester aus der Schweiz, die mich fest in der westlichen Medizin verankert hält und ohne die ich meine Krebskrankheit nicht überlebt hätte. Ihr widme ich dieses Buch.

木火土金水

Einführung

Die traditionelle Medizin Chinas und Japans in der Welt von heute

Im Idealfall befaßt sich die fernöstliche Medizin mit Prävention und nicht mit dem Behandeln von Symptomen oder einer »Ruckzucktherapie«. In alten Zeiten bezahlte man den Arzt, solange man gesund war, und wurde im Krankheitsfall kostenlos behandelt. Was bedeutet, daß Gesundheit ein fortwährender Prozeß der Teamarbeit zwischen den Klienten und ihren Ärzten war.

Die Fünf Elemente stellen – kurz gesagt – die Beziehung zwischen den jahreszeitlichen Rhythmen und Zyklen und Ihren Stimmungen, Ihrer Kleidung, Ihrer Wohnung, Ihren Ritualen, Lieblingsspeisen und vielen anderen Bereichen her und helfen Ihnen so, Ihre Gesundheit zu optimieren.

Diejenigen von uns, die regelmäßig in den Shiatsu-Schulen von Nordamerika und Europa unterrichten, haben dazu beigetragen, daß Zen-Shiatsu und die Methode, wie wir die Fünf-Elemente-Lehre weitergeben, einen westlichen Einschlag entwickeln.

Ich verlange von meinen Schülerinnen diesseits und jenseits des Atlantik, daß sie sich auf die Anforderungen des 21. Jahrhunderts einstellen, auf die zunehmende Zahl von Problemen im Zusammenhang mit Computern, die Belastungen durch Reisen im Jet-Zeitalter, durch Arbeitslosigkeit, die massenhafte Verbreitung elekronischer Geräte, Gewalt in den Städten und im häuslichen Bereich, Sucht, AIDS, Rassismus und Sexismus, kurz und gut: all die Themen, die in den traditionellen Lehrbüchern fehlen.

Tatsächlich ist, abgesehen von wenigen neueren Büchern – etwa das erfrischend anders geschriebene Buch von Carola Beresford Cooke *Shiatsu Theory and Practice* aus dem Jahr 1996 – , der Tonfall der meisten Lehrbücher patriarchalisch, entprechend auch die Mehrzahl der Karten in unseren Schulen für fernöstliche Medizin, obwohl doch die meisten Lernenden und Patienten Frauen sind. Ist das nicht ein Witz, wenn man bedenkt, daß bei der fernöstlichen Medizin ein Hauptakzent auf dem Gleichgewicht liegt?

Wenn wir uns nicht sehr in acht nehmen, werden durch Terminologie, Themen und Sprache die Stereotypen in der westlichen wie in der fernöstlichen Medizin fortgeschrieben. Edith Storch, die das *Shiatsu-Zentrum Edith Storch* in Berlin gegründet hat, fordert immer wieder von ihren Kolleginnen und Kollegen (einschließlich mir!), die im Deutschen nur zu leicht drohende Falle des Sexismus zu meiden. In der vorliegenden Übersetzung werden wir wie in der deutschen Ausgabe meines Shiatsu-Buchs abwechselnd männliche und weibliche Formen benutzen.

Gibt es »weibliche« und »männliche« Krankheiten?

Es ist gut, in all unseren modernen Zugängen zur – östlichen oder westlichen – Medizin Tabus zu brechen. Sexismus funktioniert in zwei Richtungen. Im Dezember 1997 machte im amerikanischen Fernsehen der Kabelkanal *Home Box Office* Schlagzeilen mit einer Dokumentation über Depression bei Männern, in der betroffene Persönlichkeiten der Medien öffentlich über ihre Erfahrungen sprachen, u. a. Mike Wallace, ein Mitarbeiter des Fernsehsenders CBS, und William Styron, der Autor von *Sophie's Choice (Sophies Entscheidung)*. Bis dahin war Depression vor allem als ein »Frauenproblem« aufgefaßt worden. Sogar die Broschüre der Amerikanischen Akademie der Hausärzte über die Gesundheit des Mannes, die 1997 herausgegeben wurde und große Verbreitung gefunden hat, erwähnt zwar »Streß«, schweigt sich jedoch über Depressionen aus, obwohl einer von acht amerikanischen Männern daran erkrankt (*New York Times* vom 30. Dezember 1997).

Ganz ähnlich wurden Herzkrankheiten traditionell als »Domäne der Männer« betrachtet und Frauen bis vor kurzem von großen Studien ausgeschlossen, obwohl die meisten amerikanischen Frauen an einer Herzkrankheit sterben! Auf der anderen Seite ist das Thema Brustkrebs in den USA regelrecht zur Obsession geworden, die sich in immer neuen schicken Cocktailpartys, bei denen Geld für die Krebsforschung lockergemacht wird, lautstarken Straßenaktionen und Protesten gegen Umweltzerstörung artikuliert. Prostatakrebs hingegen ist kein Thema, dem so großes öffentliches Interesse entgegengebracht wird, obwohl in den USA einer von fünf Männern daran erkrankt (an Brustkrebs eine von acht

Frauen). Erst in jüngster Zeit beginnen die Männer (wie z. B. Michael Korda, der Cheflektor des Verlags Simon & Schuster, mit seinem mutigen Buch *Von Mann zu Mann: ich hatte Prostatakrebs*), öffentlich über ihre Erfahrungen zu berichten. Auch kommen Männer traditionell in den Vorstellungen und der Fachliteratur über Brustkrebs nicht vor, obwohl ein Prozent aller Brustkrebserkrankungen Männer betrifft. Männer, die sich über ihre Erfahrungen mit ihrem Brustkrebs äußern, sind einsame Rufer in der Wüste.

Natürlich mögen diese schlimmen Beispiele nicht auf Sie oder Ihre Familie zutreffen. Aber sie lassen doch Schlüsse zu und räumen mit einigen Vorurteilen auf. Und sie veranlassen uns, den Begriff »Gesundheit« unter neuen Aspekten zu analysieren.

Das vorliegende Buch wird Ihnen helfen, die typischen Krankheitsverläufe in Ihrer Familie oder auch nur jahreszeitliche Veränderungen bei Ihren Alltagsbeschwerden und Schmerzen auf einfache Weise zu untersuchen und einzuschätzen. Sie werden mehr über Ihre Gesundheit erfahren, indem Sie die Ausgewogenheit der Farben in Ihrem Kleiderschrank beurteilen und Ihre Wohnung nach den Fünf-Elemente-Regeln des *Feng Shui* überprüfen. Vielleicht erkennen Sie sogar sich oder Angehörige oder Ihren Chef in den Fallgeschichten des 6. Kapitels wieder. Wie ein medizinischer Detektiv werden Sie imstande sein, all die scheinbaren Bruchstücke und Teilchen zusammenzusetzen.

Die Fünf Elemente helfen uns außerdem, einige jahreszeitlich gebundene Rituale, Bräuche und Nahrungsmittel mit neuen Augen zu sehen, die vielen Kulturen zugrunde liegen und für unsere Gesundheit eine Rolle spielen können, aber nur zu oft touristisch vermarktet und verwässert werden. In diesem Zusammenhang erinnere ich mich an eine Studie, die vor ein paar Jahren in Kalifornien über das Auftreten von Herzkrankheiten bei Amerikanern japanischer Herkunft durchgeführt wurde. Die Japaner, die ihren kulturellen Wurzeln und ihrer Ernährungsweise treu geblieben waren, wurden seltener herzkrank als diejenigen, die vollständig amerikanisiert waren.

Von Elementen, Meridianen und der Harmonisierung des Ki

Dieses Buch wurde auch durch die Neuerungen und Entdeckungen inspiriert, die ich seit den frühen achtziger Jahren machte, während ich unterrichtete und die Fünf Elemente als diagnostisches Raster im Rahmen des Zen-Shiatsu-Curriculums einsetzte. Therapeuten, die sich fernöstliche Behandlungsverfahren aneignen, erlernen viele verschiedene diagnostische Techniken, unter anderem das Palpieren (Abtasten) und Untersuchen diagnostischer Zonen am Hara (Bauch) und am Rücken, die mit den Meridianen oder Energiekanälen, den Stoffwechselvorgängen und noch vielen anderen Bereichen in Zusammenhang stehen. Wir »lesen« die Meridiane außerdem an Ihrer Haltung ab, an Ihrer Art, sich zu bewegen, Ihren berufsbedingten Beschwerden oder Schäden.

Die Fünf Elemente bieten uns jedoch eine tiefere Einsicht in Ungleichgewichte der Meridiane. Jedes Element steht nicht nur zu einem Meridianpaar und dessen zugehörigen Organen und Funktionssystemen in Beziehung, sondern auch zu einer ganzen Palette von Faktoren, zu denen die Farben zählen, die Sie tragen, Ihre jahreszeitlichen Allergien oder Beschwerden, die Nahrungsmittel, die Sie essen oder verabscheuen, Ihre Stimmungen und sogar Ihre Wahl der Worte, Bilder und Vergleiche, wenn Sie Schmerz oder Gefühle beschreiben. Diese Form der Diagnose ist nicht abstrakt oder theoretisch: Die diagnostischen Fähigkeiten werden in Jahren des Beobachtens, Berührens, der Intuition und Praxis geschult. Manche Shiatsu-Therapeuten gründen jede ihrer Diagnosen auf die Fünf Elemente.

Mein ursprüngliches Ausbildungsfach **Zen-Shiatsu**, eine modernisierte Form der alten Kunst der Akupunktur – auch als »Akupunktur ohne Nadeln« bezeichnet – wurde erst in den sechziger und siebziger Jahren dieses Jahrhunderts von dem inzwischen verstorbenen Shizuto Masunaga aus Japan systematisiert. Masunaga richtete in Tokio das Königliche Medizinische Institut ein, um seine Erfahrungen als Psychologieprofessor mit seinem Wissen über die altchinesischen medizinischen Texte, die modernen Regulationstechniken und einige der grundlegenden meditati-

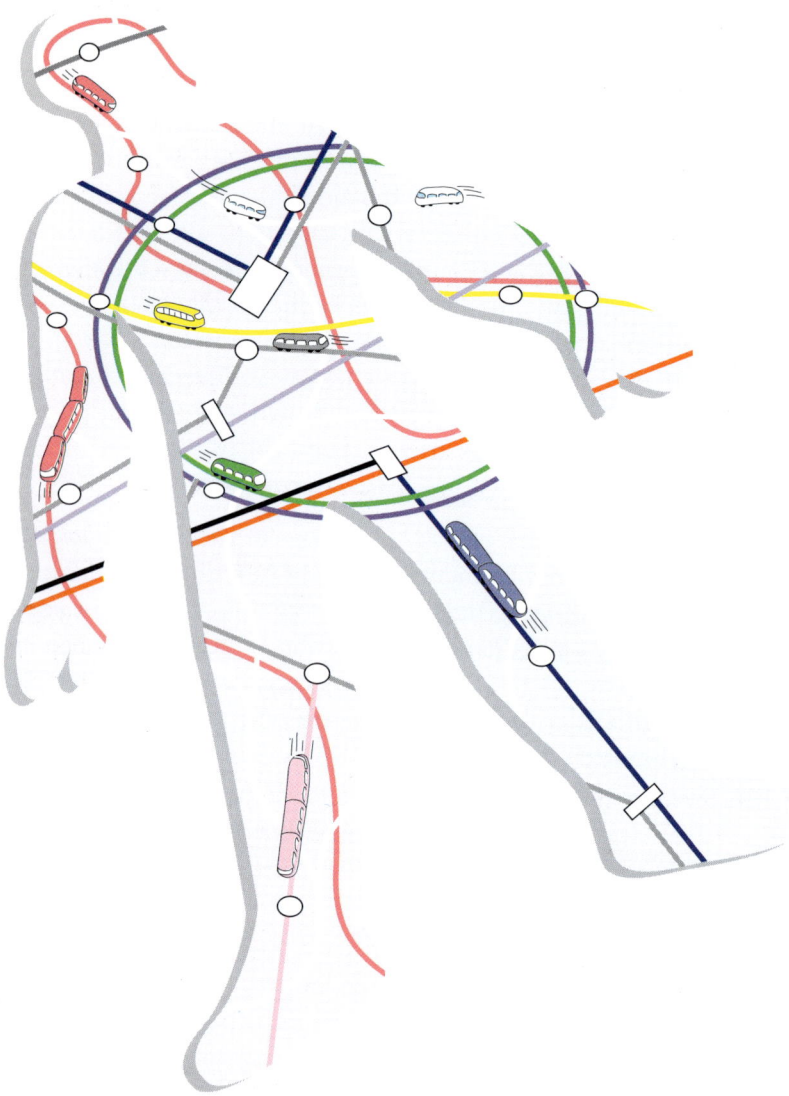

Das Kreisen der Lebenskraft Ki in den Meridianen oder Energieleitbahnen läßt sich mit dem Verkehrsfluß in einem Straßen- und Bahnliniennetz vergleichen. Störungen des gleichmäßigen Flusses führen zu Stauungen oder gar Blockaden in einem Bereich und zur Unterversorgung in einem anderen.

ven Zen-Prinzipien des Zentrierens und Fokussierens zu vereinen. Er etablierte die Variante des sogenannten Zen-Shiatsu, indem er die chinesische Akupunktur-Meridian-Tafel um die Ergebnisse seiner Forschungsarbeit erweiterte und raffinierte Methoden lehrte, die Ungleichgewichte der **Meridiane** oder Leitbahnen der **Ki**-Energie zu diagnostizieren und zu behandeln, die auf anatomische, physiologische oder psychologische Ursachen zurückgingen.

Eine Meridiankarte kann man sich wie ein U-Bahn- oder Busliniennetz im menschlichen Körper vorstellen, und so funktioniert es im Grunde auch. Auf den vertikalen Linien befinden sich Akupunktur- oder Druckpunkte (auf Japanisch heißen sie *Tsubos*), die Bus- oder U-Bahnstationen, Knotenpunkten und Hauptbahnhöfen gleichen. In manchen Zonen kommt es zu Staus, in anderen zu Verspätungen. Die Kunst des Therapeuten besteht darin, in einem oder zwei Meridianen und den entsprechenden *Tsubos* überfüllte oder leere Bereiche zu diagnostizieren und zu erkennen (wir sprechen von Ki-Überschuß oder **Fülle** bzw. Ki-Mangel oder **Leere**).

Der Akupunkteur benutzt Nadeln, um das Ki zu bewegen. Im Shiatsu wenden wir eine subtile Kombination anmutiger Ki-Bewegungen und Dehnungen an und üben dabei mit Hand, Daumen, Ellbogen oder Knie Druck auf spezielle Meridiane und Druckpunkte aus. Ich lasse mich dabei von Johann Sebastian Bach inspirieren, der einmal schrieb: »Man muß nur im rechten Moment die rechten Noten treffen, das Instrument spielt sich dann von allein.« Der experimentelle Ansatz des Zen-Shiatsu erweiterte meinen empirischen Zugang zu den Fünf Elementen.

Natürlich ist keine tiefe Kenntnis der fernöstlichen Medizin erforderlich, um sich an den Fünf Elementen zu erfreuen und sie praktisch umzusetzen. Wenn Sie erst den Zugang gefunden haben, wird Ihnen vieles sehr vertraut sein.

Ki (im Chinesischen **Qi** oder **Chi** genannt) ist mehr als nur »Energie« oder »Lebenskraft« oder »Elektromagnetismus«. Es ist das, was Ihre Batterien am Laufen hält. Es ist der Unterschied zwischen Ihnen und einem T-Bone-Steak in der Metzgerei.

Das Wesen der fernöstlichen Medizin liegt in der **Harmonisierung** von Ki (Chi). Wir suchen die Zonen mit Stauungen oder Blockaden auf, die das gleichmäßige Fließen von Ki unterbrechen. Mit Nadeln oder durch die Arbeit mit dem Daumen werden die Blockaden aufgelöst. Gestaute Zonen werden stimuliert.

Ungetrübte Gesundheit oder Homöostase ist frei fließendes Ki. Dies läßt sich nicht erreichen, indem man sich einmal von einem Akupunkteur oder einer Zen-Shiatsu-Therapeutin behandeln läßt, sondern dazu bedarf es der Ausgewogenheit von Lebensweise, Ernährung, körperlicher Aktivität, Meditation und innerer Einstellung. All diese Bereiche sind Teil der fernöstlichen Medizin.

Sie sind außerdem Ausdruck der Fünf Elemente und einer Abfolge von Ki-Zyklen, die von einer Jahreszeit in die nächste oder einem Element zum folgenden übergehen. Und diese Zyklen durchlaufen die Phasen Geburt – Wachstum – Reife – Niedergang – Tod – Geburt. Alles, was mit den Fünf Elementen zu tun hat, läuft zyklisch ab. Dies ist ein tröstlicher Gedanke, wenn Sie herausfinden, daß Sie in einem Element »festsitzen« oder unablässig Verhaltensmuster wiederholen, die mit einem bestimmten Element zusammenhängen. Die anderen Elemente sind da, um Ihnen zu helfen, in Ihrem Interesse stärkend, fördernd, aktivierend zu wirken.

Lassen Sie uns ein paar ganz vertraute Beispiele durchspielen, um zu zeigen, wie Zen-Shiatsu, die Masunaga-Meridiane und die Fünf Elemente zusammenwirken.

Die Fünf Elemente in Aktion

Frustriert durch Tafeln und Diagramme, die nur eindimensionale Ansichten der Meridiane zeigen, ermutige ich meine Schülerinnen, die Elemente und die zugeordneten aktiven Meridiane bei Sportlern, in der darstellenden Kunst, in den Kampfsportarten, in der Bildhauerei oder gleich welchen alltäglichen Aktivitäten aufzuspüren. Der Fünf-Elemente-Zen-Shiatsu-Zyklus **Holz (Frühling)** → **Feuer (Sommer)** → **Erde (Spätsommer)** → **Metall (Herbst)** → **Wasser (Winter)** bietet alle möglichen Beispiele, von denen ich im folgenden nur ein paar beschreibe. Beziehungen sind optisch hervorgehoben.

Holz (Frühling) Stellen Sie sich vor, Sie tragen eine **grüne** Militäruniform und marschieren **zackig** über einen Exerzierplatz. Einer der Meridiane, die **Holz** zugeordnet sind, nämlich der **Gallenblasenmeridian**, verläuft wie die Epauletten einer Uniform über die Schultern und dann an den Außenseiten des Körpers abwärts und wie die Streifen an Uniformhosen außen an den Beinen entlang. Auch Ihr **Lebermeridian** wird dabei kräftig trainiert. Falls Sie Probleme mit der Symbolwelt des Militärs haben, stellen Sie sich einfach vor, Sie machten an einem hellen, klaren Tag im **Frühling** einen strammen Spaziergang durch den Wald (**Holz**). Nehmen Sie die kräftigende frische Luft über Ihren Geruchssinn auf.

Feuer (Sommer) Denken Sie sich als **leidenschaftliche** Flamencotänzerin, die in einer **heißen** Nacht im **Sommer** mit ihren Kastagnetten klappert. Sie haben die Arme über den Kopf erhoben und zeigen Ihre Achselhöhlen. Dadurch wird das Meridianpaar **Herz** und **Dünndarm** aktiviert, das sind zwei der vier Meridiane, die mit **Feuer** verbunden sind. Um die beiden anderen **Feuer**-Meridiane, den **Kreislaufmeridian** und den **Dreifachen Erwärmer**, zu aktivieren, stellen Sie sich vor, Sie seien in **rosa**- und **pinkfarbenes** Licht getaucht. Für den Kreislaufmeridian stellen Sie sich mit ausgebreiteten Armen und gegrätschten Beinen hin. Atmen Sie ein, und neigen Sie sich beim Ausatmen ein wenig zurück, so daß Sie bis in die Fingerspitzen spüren, wie Ihr Brustkorb gedehnt wird. Führen Sie

Ihre Arme wie ein Vogel seine Schwingen langsam vor und zurück. Dann ziehen Sie die Arme langsam an den Körper und umfassen sich und drehen sich (aus der Taille, aber langsam) nach links und nach rechts, um den **Dreifachen Erwärmer** zu aktivieren.

Erde (Spätsommer)   Stellen Sie sich vor, Sie radeln über einen Feldweg an Äckern vorbei, auf denen die rege Betriebsamkeit der **Ernte** herrscht, in einem Rausch der **Herbst**farben. Nach einer Weile fangen Ihre Beine an wehzutun, aber Sie fühlen sich phantastisch. Greifen Sie nach unten, und kneifen Sie sich von der Leistenbeuge bis zu den Knien in die Oberschenkelmuskeln (Quadriceps). Auf diese Weise stimulieren Sie das zum Element **Erde** gehörige Meridianpaar **Magen** und **Milz-Pankreas**.

Metall (Herbst)   Denken Sie sich als Fechter, mit einer Maske aus **Metall** und ganz in **Weiß** gekleidet, wie Sie mit Ihrem Gegner die Klingen kreuzen. Bestimmte Vorstöße und Ausfälle aktivieren oder schützen den **Lungenmeridian** und den **Dickdarmmeridian**, das zu **Metall** gehörige Meridianpaar, das innen im Rumpf und außen an den Armen und den beiden Seiten der Daumen sowie an der Rückseite der Beine entlang verläuft. Wenn Sie den Dickdarm etwas stärker stimulieren müssen, brauchen Sie nur schnell in die Hocke zu gehen.

Wasser (Winter)   Tauchen Sie an einem **Winter**tag, wenn Ihnen danach zumute ist, in ein schönes, **kühles** Schwimmbecken mit Wasser, **tiefblau** wie der Ozean. Planschen Sie übermütig. Schwimmen Sie ein paar Längen, am besten im Kraulstil und dann auf dem Rücken. So aktivieren Sie den **Blasenmeridian** und den **Nierenmeridian**, die zum Element **Wasser** gehören und an der Innen- und Außenkante der Arme verlaufen, an beiden Seiten der Wirbelsäule entlang durch das Gesäß und über die Rückseite der Beine ziehen. Bringen Sie Ihre Energie ins Gleichgewicht, indem Sie sich einfach eine Weile auf dem Rücken treiben lassen und dabei in den Himmel blicken.

Merken Sie sich diese Möglichkeiten der Aktivität. Praktizieren Sie möglichst viele (Gehen, Schwimmen, Radeln), und üben Sie die anderen notfalls, aber so oft Sie können (z. B. Flamenco tanzen oder fechten), in Ihrer Phantasie.

Fünf-Elemente-Meditation

Eine vergnügliche Meditation wäre beispielsweise diese: Wir bleiben bei den eben geschilderten Aktivitäten. Sie machen ein paar tiefe Atemzüge und bewegen sich von einem inneren Bild zum nächsten, wobei Sie sich in jeder neuen Rolle durch einen Filter in den entsprechenden Farben sehen. Denken Sie sich diese Bilder als Diapositive, die sich durch Ihr Bewußtsein schieben und dabei träge Zonen in Ihrem Körper munter machen, andere dämpfen und Ihnen etwas über sich mitteilen. Hasten Sie nicht durch die Dia-Schau, lassen Sie sich jede Aktivität langsam durch den Kopf gehen. Bemühen Sie sich, jede einzelne Szene zu visualisieren, zu hören und zu spüren. Beobachten Sie Ihre Reaktionen. Manche Szenen werden Ihnen gefallen, andere weniger. Diese Meditationen sind sinnvoll, wenn Sie auf Reisen sind, irgendwo sitzen und warten oder auch, wenn Sie nach einer Verletzung oder Operation eine Zeitlang bettlägerig sind.

Wenn Sie nachts frieren oder nicht schlafen können (was auf Reisen recht oft vorkommt), visualisieren Sie die **Feuer**-Übungen. Entsprechend können Sie die **Wasser**-Übungen in Gedanken machen, wenn Ihnen nachts zu warm wird.

Mit Stretching die Meridiane aktivieren

Die Meridianübungen auf Seite 28 und 29 sind Kombinationen von Dehnungen, die ich im Laufe meiner Arbeit mit den Meridianen nach Masunaga und Hatha-Yoga für meine Schülerinnen entwickelt habe.

Masunaga war Professor für Psychologie an der Universität von Tokio und beherrschte viele Formen von Shiatsu. Seine Forschungsarbeiten und Ki-Erfahrungen brachten ihn dazu, das System der klassischen zwölf Aku-

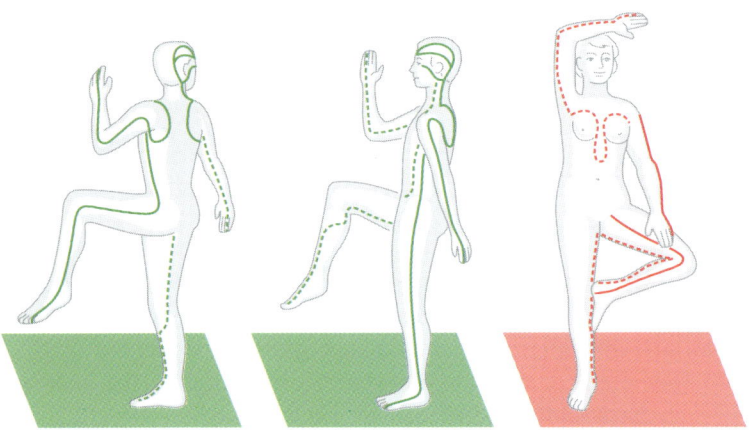

Holz
Gallenblasenmeridian ————————————
Lebermeridian ‑‑‑‑‑‑‑‑‑‑‑‑‑‑‑‑‑‑‑‑‑‑‑‑‑‑‑‑‑‑‑‑

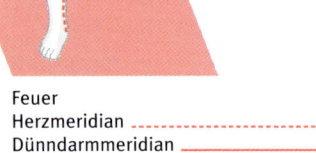

Feuer
Herzmeridian ‑‑‑‑‑‑‑‑‑‑‑‑‑‑‑‑‑‑‑‑‑‑‑‑‑‑‑‑‑‑‑‑
Dünndarmmeridian ————————————

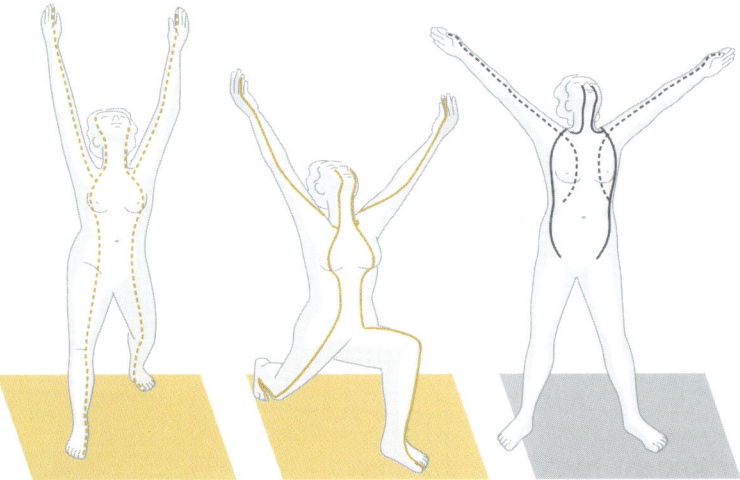

Erde
Milz-Pankreas-Meridian (Yin) ‑‑‑‑‑‑‑‑‑‑‑‑‑‑‑‑
Magenmeridian (Yang) ————————————

Metall
Lungenmeridian (Yin) ————————
Dickdarmmeridian (Yang) ‑‑‑‑‑‑‑‑‑‑‑‑

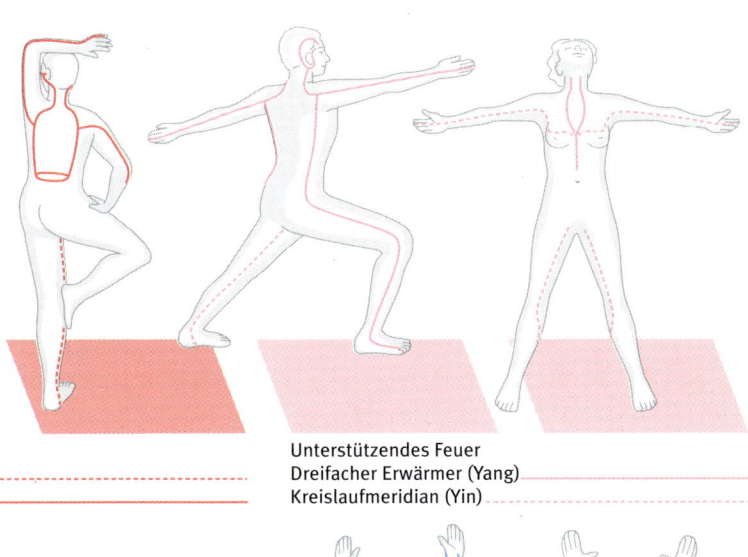

Unterstützendes Feuer
Dreifacher Erwärmer (Yang)
Kreislaufmeridian (Yin)

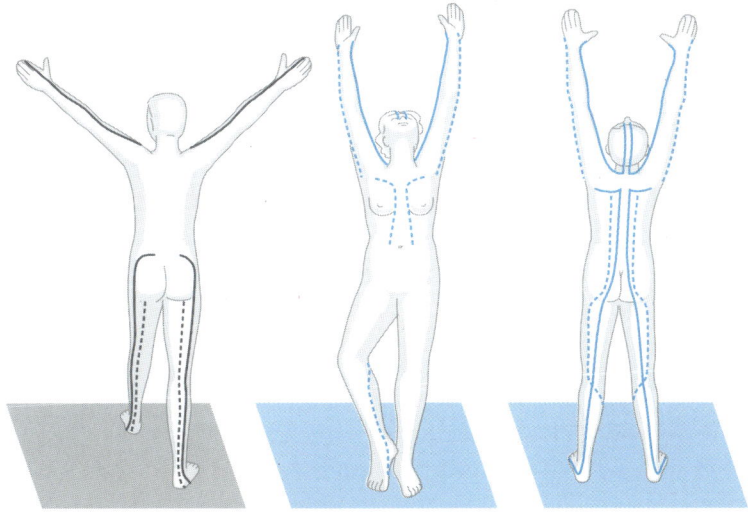

Wasser
Blasenmeridian (Yang)
Nierenmeridian (Yin)

punkturmeridiane zu erweitern: Die nach ihm benannten Masunaga-Meridiane erstrecken sich über den gesamten Körper. Masunaga entwickelte in den sechziger und siebziger Jahren – auf diesem Meridiankonzept aufbauend – Zen-Shiatsu zu den elaboriertesten Shiatsu-Formen, die im Westen praktiziert werden.

Am besten, Sie starten gleich morgens mit den Fünf-Elemente-Meridian-Übungen in den Tag. Die Dehnungen aktivieren die Meridiane und lassen das Ki fließen. Bitte setzen Sie sich nicht selbst unter Leistungsdruck, wenn die eine oder andere Übung anfänglich nicht gelingen will. Gehen Sie gerade so weit, wie es Ihnen angenehm ist. Und lassen Sie sich Zeit. Kein Aerobic-Streß, kein Turnvater-Jahn-Drill! Alle Bewegungen sollen möglichst langsam und fließend durchgeführt werden.

Die Gallenblasen- und Leber-Positionen können Sie beispielsweise einnehmen, indem Sie durch Ihren Garten oder ein großes Zimmer marschieren. Andere, wie die yogaähnliche Baumfigur beim Herz- bzw. Dünndarmmeridian, sind etwas schwieriger, und es kann ein Weilchen dauern, bis es klappt. Um ins Gleichgewicht zu kommen, fassen Sie eine Blume oder einen anderen Gegenstand ins Auge und konzentrieren Sie sich darauf. Achten Sie in den Stellungen für Magen und Milz-Pankreas darauf, sich nicht zu stark durchzubiegen. Konzentrieren Sie sich auf Ihre Beine, wenn Sie die Lunge-Position einnehmen, und heben Sie die Arme so hoch, wie es Ihnen gerade noch angenehm ist. Die anderen Meridianübungen dürften kein Problem darstellen. Denken Sie unbedingt daran, im Augenblick der stärksten Spannung auszuatmen.

Natürlich können Sie die Übungen auch abends machen. Vergleichen Sie doch mal, welche sich morgens und welche sich abends leichter durchführen lassen! Nehmen Sie jede Position zweimal ein, und achten Sie auf Ihre Atmung. Lassen Sie sich Zeit. Stellen Sie sich bei jeder Position, die Sie einnehmen, die zugehörige Farbe vor. Merken Sie sich, welche Sie am liebsten machen und welche Ihnen am schwersten fällt. Was versucht Ihr Körper Ihnen mitzuteilen? Wie paßt das mit anderen Beobachtungen zusammen, die Sie im Laufe der Lektüre dieses Buches an sich machen?

Wenn Sie möchten, können Sie zusätzlich die den Elementen zugeordneten Himmelsrichtungen in Ihre Übungen einbeziehen. Ziehen Sie beispielsweise einen Kreis in Ihrem Garten und markieren Sie die Himmelsrichtungen mit Steinen, die Erde liegt im Kreismittelpunkt. Ein tolles Gefühl ist es, die Übungen bei Sonnenaufgang am Strand, im Garten oder in einem schönen Raum zu machen. Variieren Sie die Übungen, wenn Sie Lust dazu haben!

Nachdem Sie nun einen Vorgeschmack vom Wirken der Meridiane und Elemente bekommen haben, wollen wir sehen, welche Rolle sie in Ihrem Leben spielen.

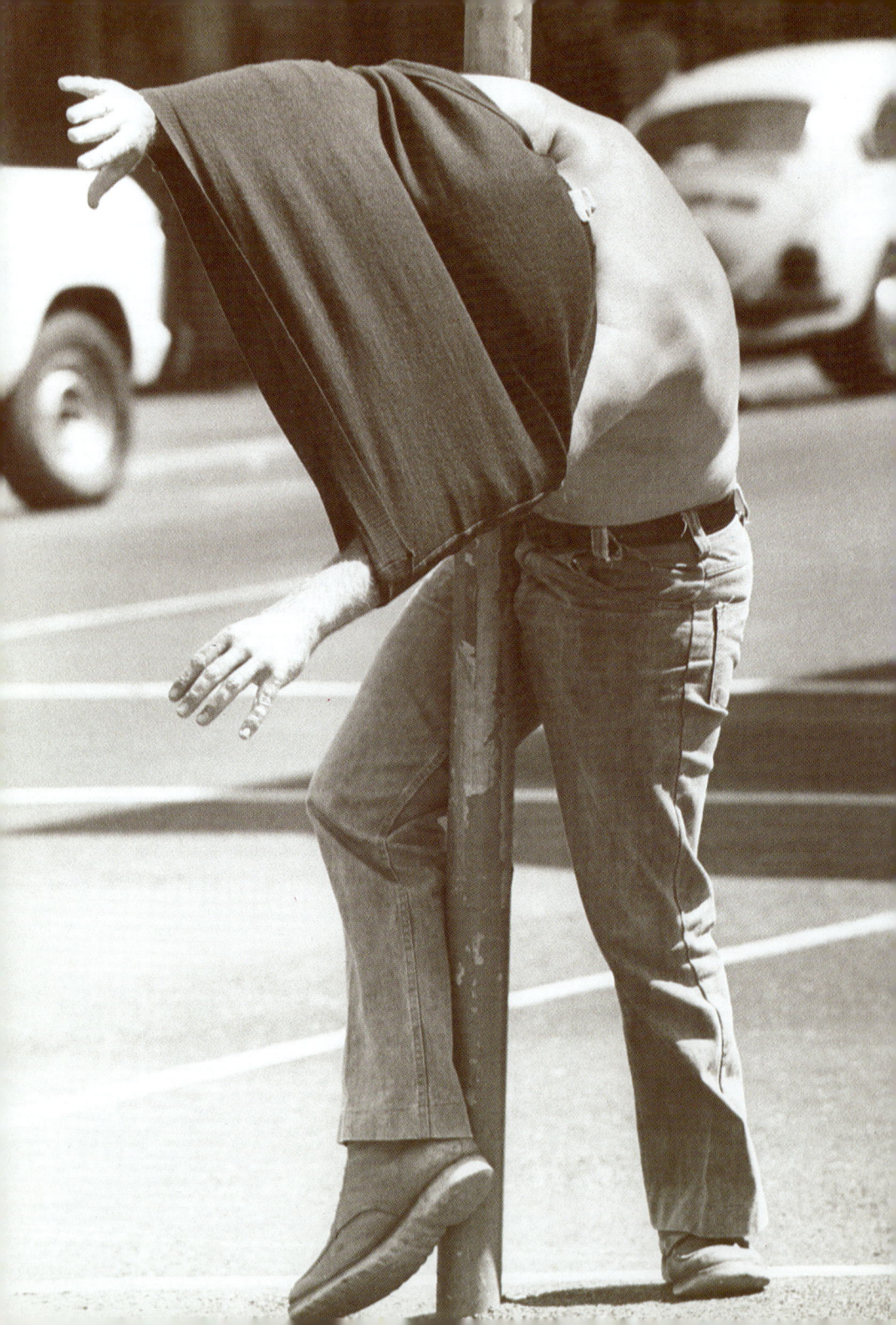

Kapitel 1

Die Fünf Elemente fühlen, schmecken und sehen

◄ Das Element Holz und der Wind gehören zusammen. Dieser Mann im stürmischen Südostwind in Kapstadt, Südafrika, erlebt ihn hautnah. (Photo © Die Burger, Kapstadt)

Warum haben Sie heute morgen nach dem Aufstehen ohne groß nachzudenken nach einer rosa Bluse gegriffen und dazu passende rosa Hosen
und Socken angezogen? Haben Sie vielleicht Kreislaufprobleme? Schauen
wir mal, was mit dem Element **Feuer** bei Ihnen los ist. Vor kurzem noch
fanden Sie den Anblick von Rosa unerträglich und trugen Blau, wo Sie
gingen und standen. Hatten Sie in dieser Woche Rückenschmerzen? Wir
untersuchen dann das Element **Wasser** etwas näher. An einem windigen
Tag im vergangenen Monat fühlten Sie sich nervös, hatten Kopfweh, waren reizbar. Das sind Symptome des Elements **Holz**.

Letzten Monat hatten Sie Heißhunger auf saure Gurken, gestern auf
Schokolade. Was geht da vor? Während der Schwangerschaft aßen Sie –
oder Ihre Herzliebste – pfundweise saure Gurken *und* Schokolade. In diesem Fall muß sowohl für **Holz** wie auch für **Erde** geprüft werden, ob ein
Ungleichgewicht besteht. Sie mögen keine gelben Kleidungsstücke tragen? Nun ja, kann sein, daß Gelb nicht zu Ihrem Teint paßt. Aber als Sie
den fröhlich gelben kleinen Tisch in einem Schaufenster entdeckten,
mußten Sie in den Laden hineingehen und ihn für Ihre Frühstücksecke
kaufen? Warum? Die Antwort liegt irgendwo in der Beziehung zwischen
Gelb und Element **Erde** und der tröstlichen Konnotation von Essen.

Wußten Sie, daß Blau (Element **Wasser**) überall auf der Welt die Lieblingsfarbe ist, wenn es die Weite eines herrlich blauen Himmels oder
Ozeans ausdrückt, in der die Menschen das vollkommene Gefühl von Un-
endlichkeit erleben? Einer dpa-Meldung vom 21. Oktober 1998 war zu
entnehmen, daß fast jeder vierte Deutsche Blau als seine Lieblingsfarbe
angibt. Für die Untersuchung der Burda-Medien-Forschung wurden
10 000 Bundesbürger befragt. Und doch kennen viele verschiedene Sprachen auch in einem anderen Zusammenhang zum Teil sehr ähnliche Redewendungen: Blau als Ausdruck des Bedrücktseins oder der Niederge-
schlagenheit.

Wie ist Ihnen zumute, wenn Sie einen Abend lang »Blues« gehört haben?
Gewiß, der Blues als Form des Jazz beinhaltet eine Reihe verschiedener
musikalischer Ausdrucksformen, deren Ursprung auf afrikanische Tanz-
weisen und Arbeitslieder der Sklaven zurückgeht. Diese entwickelten
sich in der mündlichen Überlieferung zu Folklore und wurden erstmals

in den zwanziger Jahren unseres Jahrhunderts dokumentiert. Aber das rhythmische Gefüge dieser erzählten Geschichten (und nicht alle Geschichten sind deprimierend) ist das harmonische 12-Ton-System. Interessanterweise ist auch die Zahl 6 mit dem Element **Wasser** verbunden.

Haben Sie jemals darüber nachgedacht, woher Redewendungen wie »gelb (oder grün) vor Neid« oder »sie hat einen guten Riecher« kommen? Wußten Sie, daß es in mehreren Sprachen (deutsch, niederländisch, französisch, englisch, spanisch – vielleicht noch in weiteren) Ausdrücke gibt, die »Galle«, »Gallenblase« oder »Leber« mit Ärger verbinden?

Bei den Fünf Elementen stehen Leber und Gallenblase mit dem Element **Holz** – und mit Ärger – in Beziehung. Im Deutschen sagt man »Dir ist wohl eine Laus über die Leber gelaufen?« und meint damit: Was ärgert dich? Was stört dich? Wenn sich der Deutsche etwas von der Leber reden und der Holländer seinem Herzen Luft machen muß, muß der Engländer seine Brust von etwas befreien.

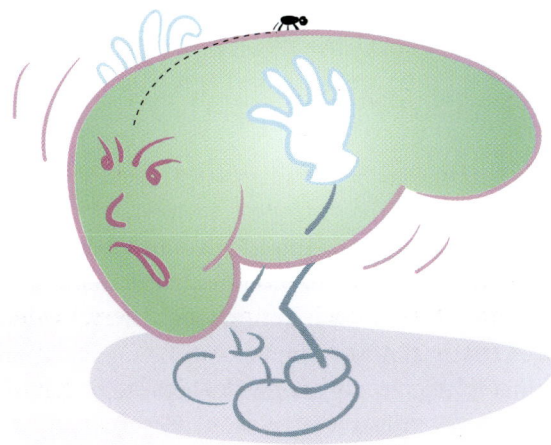

Die deutschen Redewendungen »Dir ist wohl eine Laus über die Leber gelaufen« und »sich grün und gelb ärgern« stellen die gleichen Verbindungen zwischen Organ, Farbe und Gemütsverfassung her wie die chinesischen Assoziationen zum Element Holz.

Auch die Farbe Grün wird mit dem Element **Holz** verbunden. Glaubt man dem Möbelhaus IKEA, dann werden Sie, falls Sie knallgrünes Geschirr mögen, wahrscheinlich auch im Evas- oder Adamskostüm zu Hause herumlaufen.

Was die Farbe Ihres Autos verrät

Haben Sie jemals darüber nachgedacht, warum Sie eine bestimmte Farbe für Ihr Auto ausgesucht haben? Nach einer Untersuchung des britischen Royal Automobile Clubs sind Menschen, die pastellfarbene Autos kaufen, depressiver als solche, die sich für leuchtende Farben entscheiden, und wer ein weißes Auto fährt, ist meist zurückhaltend und unnahbar. Leute, die Autos in Silber- oder Blau-Metallic-Lackierung fahren, sind auf den Straßen am besten dran, die Fahrer von fliederfarbenen oder hellgrünen Autos erregen doppelt so oft wie andere den Unmut der anderen Fahrer. Die Besitzer schwarzer und roter Wagen konkurrieren um die Vorherrschaft auf den Straßen (*The Independent*, London, 17. Sept. 1997). Das muß man sich durch den Kopf gehen lassen.

Käme für Nordamerika das gleiche Ergebnis heraus? Tatsächlich erhalten in Austin, Texas, einem Bericht der ABC-TV-Tochter *KVUE 24 News* (17. Febr. 1998) zufolge die Fahrer weißer, viertüriger Autos (und nicht die roten Sportflitzer) die meisten »Knöllchen« wegen Geschwindigkeitsüberschreitung.

Wir alle drücken unsere Gedanken, Gefühle, Stimmungen und Impulse ganz spontan aus und halten selten inne, um uns nach den Gründen zu fragen. Unsere Entscheidungen, Launen, Empfindungen, Zwangsvorstellungen, Begehrlichkeiten und Abneigungen ergeben sich aber nicht durch Zufall. Sie erzeugen Muster, die oft ihren Niederschlag in unseren Redewendungen und unserer Kultur finden. In diesen spiegeln sich einige der ältesten östlichen und westlichen medizinischen und philosophischen Einsichten in das menschliche Verhalten, in die Zyklen akuter und chronischer Gesundheitsstörungen und die Zusammenhänge mit den Jahreszeiten, dem Klima, den Schwingungen und Rhythmen des Universums wider.

Die fünf Jahreszeiten

Kurz und gut, die Elemente und die ihnen zugeordneten Farben, Stimmungen, Wetterverhältnisse und Geschmacksqualitäten folgen **jahreszeitlichen Zyklen**. Die zusammengehörigen Begriffe sind in der folgenden Zusammenfassung hervorgehoben:

Wir beginnen logischerweise mit dem

- **Frühling** und dem Element **Holz** sowie der Farbe **Grün**, dem Symbol für Frische und beginnendes Pflanzenwachstum. Wir wollen aber nicht zu poetisch werden, denn **Holz** ist gleichzeitig mit **Zorn** verbunden und mit **saurem** Geschmack!
- Als nächstes kommt der **Sommer** mit dem Element **Feuer** und den leuchtenden klaren Farben **Rot** und **Pink**. Ode an die **Freude**! Der Geschmack aber ist eigentlich **bitter**. Nun wissen Sie, warum ein doppelter Espresso an **heißen** Tagen so köstlich schmeckt!
- Der **Spätsommer** gehört zum Element **Erde** und schmückt sich mit den Herbstfarben **Gold**, **Orange**, **Braun**, **Gelb** und **Khaki**. Das Element **Erde** ist außerdem mit dem weiblichen Zyklus und mit der Geschmacksqualität **süß** verbunden. Nun wissen Sie, warum Sie (oder die Frau Ihres Herzens) nach Schokolade gieren, wenn die Monatsblutung fällig ist.
- Wir kommen zum **Herbst**, dem Element **Metall** und dem grell **weißen** oder **grauen** Himmel, den wir wie die kahl aufragenden Bäume und den Hauch von **Melancholie** in der Luft mit dem Spätherbst verbinden. Die Geschmacksqualität ist **scharf**. Wußten Sie, daß Weiß in vielen asiatischen Ländern die Farbe der Trauer ist?
- Die letzte Jahreszeit, der **Winter**, ist mit dem Element **Wasser** verbunden und mit den Farben des tiefen Ozeans **Blau** und **Tintenschwarz**. Der zugehörige Geschmack ist **salzig**. Deshalb kommen stark gesalzene Lebensmittel (wie Bückling, geräucherter Lachs, Rollmops und eingelegte Heringe) aus den nördlichen Ländern, wo die Winter lang sind.

Jede Jahreszeit mit dem zugehörigen Element hat anatomische und physiologische Bezüge, die harmonisch in fördernde und zügelnde Prozesse eingebunden sind (siehe Kapitel 6: Fallstudien und Zyklen). Wenn ein Element dominiert oder durch ein anderes geschwächt wird, kippt das Gleichgewicht im gesamten Zyklus, alles läuft aus dem Ruder, und es treten Krankheiten oder Störungen auf.

Klima und Wetter

Jedes Element weist einen Bezug zu charakteristischen **Wetterverhältnissen** auf:

- Zum Element **Holz (Frühling)** gehört der **Wind** und somit Ihre Befindlichkeit an stark windigen Tagen oder beim Aufenthalt in Städten, für die heftige Winde typisch sind, wie Kapstadt oder Los Angeles.
- Das Element **Feuer (Sommer)** ist mit **Hitze** verbunden, mit Ihrem Befinden bei sommerlicher Hitze oder in Städten oder Gegenden, die für ihr drückend heißes Klima bekannt sind.
- Das Element **Erde (Spätsommer)** ist mit **Feuchte** verbunden, mit Ihrem Befinden an schwülen Tagen, in feuchtwarmen Häusern oder Kellern oder in Regionen oder Städten, für die feuchtwarmes Klima charakteristisch ist, oder wenn die Luft einen hohen Anteil an Pilzen oder Pilzsporen enthält, wie etwa in Austin, Texas.
- Mit dem Element **Metall (Herbst)** verbindet sich der Begriff **Trockenheit** und die Art und Weise, wie Sie sich in trockenem Klima, in extrem trockenen Gegenden (wie z.B. New Mexico oder Arizona) oder in Dürregebieten oder in ungelüfteten, trockenen Räumen fühlen.
- Das Element **Wasser (Winter)** gehört mit **Kälte** zusammen und mit der Art und Weise, wie Sie sich in kaltem, vor allem in extrem kaltem Klima fühlen oder wie Sie im Sommer auf eine extrem kalt eingestellte Klimaanlage reagieren. Natürlich erleben nur wenige von uns die extreme Kälte im hohen Norden. Ärzte, die Inuit (Eskimos) medizinisch betreuen, berichten, daß im Winter bei vielen Frauen die Periodenblutung aussetzt und bei vielen Patienten die Libido abnimmt.

Denken Sie über Ihre eigenen körperlichen Schwachstellen und seelischen Tiefpunkte in den genannten Jahreszeiten und/oder bei den entsprechenden Wetterverhältnissen nach. Ihre Reaktionen können Ihre »Innenwelt« ebenso widerspiegeln wie Ihre Umwelt. Aus diesem Grund suchen viele Therapeuten, die östliche Medizin praktizieren, bei ihren Patienten einen diagnostischen Zugang zur Ursache chronischer oder akuter Beschwerden, indem sie sich schlicht nach der bevorzugten Jahreszeit und dem Lieblingsklima, nach Anfälligkeiten und Abneigungen erkundigen. Oder indem sie einfach *zuhören* und auf die Wortwahl, die Bildhaftigkeit der Sprache achten.

Vor einigen Jahren wurde ich an einem trübsinnigen Tag in London ans Telefon gerufen, um mit der Freundin einer Freundin zu reden. Ich war ihr noch nie begegnet. Ich werde sie Jenny nennen. Sie rief von einer Insel im Mittelmeer an, ihre Stimme klang tränenerstickt. Während unseres Gesprächs klirrte mir immer wieder das Wort »feucht« ins Ohr, wie Münzen, die in ein Sparschwein fallen. Jenny sagte lauter Sätze wie »Seit Tagen regnet es pausenlos«, »Im Haus ist es so feucht«, »Nichts wird hier richtig trocken« und »Ich fühle mich so deprimiert«. Ich riet ihr, in ihre warme Wohnung in London zurückzufahren und ihren Hausarzt und einen Arzt, der östliche Medizin praktiziert, aufzusuchen. Ich vermutete, daß sie eine schwere Hefepilzinfektion hatte, an der die saisonbedingte Feuchtigkeit und der Pilzbefall an den Wänden ihrer Ferienwohnung schuld waren. Sie befolgte meinen Rat, und mein Verdacht wurde später bestätigt. Ich weiß aus eigener Erfahrung, wie kalt und feucht Wohnungen, die für idyllische Sommer im Mittelmeergebiet gebaut wurden, während regnerischer Wintermonate sein können.

Natürlich reagiert nicht jeder in gleicher Weise auf äußere Umstände. Wenn sich sechs Collegestudenten eine feuchte Kellerwohnung in London teilen, werden einige keuchen und husten, ein paar werden sich bedrückt und deprimiert fühlen, andere hingegen werden die feucht-glitschigen Wände kaum bemerken.

Wind und Kopfschmerzen

Manche chronischen Schmerzen und Beschwerden gehen mit bestimmten klimatischen Bedingungen einher, etwa Kopfschmerzen in Städten, die von saisonalen Winden heimgesucht werden.

In Kapstadt fällt der berühmte und legendäre »Kap-Doktor«, ein Südostwind, im Frühjahr über die Stadt her. Doppelstockbusse schwanken und kippen um, an den Häuserfronten entlang klappern geräuschvoll die Mülltonnen aus Blech, Bäume werden entwurzelt. Die Menschen klammern sich aneinander oder halten sich an Laternenpfählen fest, um nicht über die Straße geweht zu werden. Zwar wird dem Südostwind nachgesagt, daß er Staub und Schmutz aus der Stadt fegt (daher der Spitzname »Kap-Doktor«), aber er beschert auch Tausenden von Kapstädtern heftige Kopfschmerzen und einen Zustand der Gereiztheit – was ganz typisch ist für das Element Holz. In ähnlicher Weise werden die Einwohner von Los Angeles von dem Wind Santa Ana geplagt. Wenn Santa Ana bläst, ereignen sich mehr Verkehrsunfälle in der Stadt. Wie der Südostwind ist auch Santa Ana staubig und trocken.

In den europäischen Alpengebieten bringt der Föhn, ein trockener Frühlingswind, fürchterliche Kopfschmerzen, Verspannungen der Halsmuskulatur und Reizbarkeit (alles Merkmale des Elements Holz). Der Föhn bläst in den Bergen und erzeugt heftigen Druck in den Tälern. Schweizer Ärzte haben mir gesagt, daß bei ihren Patienten ein umfassendes Gefühl der Linderung und Erleichterung eintritt, sobald Regen einsetzt. In Zürich spüre ich es regelmäßig im Kopf, wenn der Föhn im Anmarsch ist. Außerdem merke ich es an meinen Augen (die ebenfalls dem Element Holz zugeordnet sind). Das unheimlich klare Licht scheint die Berge ringsum näher heranzubringen. Die schweizerische Stadt Thun nahe Bern ist am stärksten vom Föhn betroffen und wird deshalb auch »Kopfwehstadt« (Grindwehstadt) genannt.

Wer in windigen Städten Kopfschmerzen bekommt, sollte die Warnzeichen beachten, mehr Gymnastik und Dehnungsübungen machen und schwimmen (um verspannte Nacken- und Schultermuskeln zu lockern, außerdem ein wunderbares Verfahren, um das Element **Wasser** zu stärken, damit Stauungen im Element Holz gemildert oder aufgelöst werden). Meiden Sie fettes oder üppiges Essen, um zu verhindern, daß Leber und Gallenblase überlastet werden. Essen Sie saure Speisen (aber übertreiben Sie nicht), und schränken Sie jegliches Arbeiten am Computer und Ihren Fernsehkonsum ein. Kurzum, belasten Sie das Element Holz nicht weiter. Bemühen Sie sich, an windigen Tagen jeden Streit zu vermeiden. Das dürfte hart werden, wenn Sie bedenken, wie reizbar Sie sind, wenn es windig und staubig ist!

Klima und Krankheit

Die Elemente bieten verschiedene praktische Lösungen im Umgang mit dem Klima. Menschen mit Asthma und anderen chronischen Atemwegserkrankungen suchen oft Gegenden auf, in denen trockenes Klima herrscht, zum Beispiel Arizona im Südwesten der USA. Das Element **Metall** hat Bezüge zur Lunge, zu trockenem Klima und zu der Himmelsrichtung Westen.

In Frankreich pflegt man den Heilungsprozeß nach Knochenbrüchen durch Kuren in Heilbädern zu beschleunigen. Dies ist ein ausgezeichnetes Beispiel für das Element **Wasser** und seine Beziehungen zu Knochen und Salz.

Nicht immer jedoch sind die Regeln für den Zusammenhang zwischen Jahreszeit und Gesundheitsproblem so eindeutig. Menschen, die unter einer Allergie gegen Schimmelpilze oder andere Pilze leiden, fühlen sich oft gräßlich in sehr feuchtem Klima und sollten dieses meiden. Das Klima drückt sie buchstäblich nieder, so daß sie sich schwerfällig und aufgedunsen fühlen. Es gibt allerdings auch Menschen mit Pilzallergien, die sich in extrem trockenem Klima genauso elend fühlen (etwa im Hochsommer in Phoenix, Arizona). Die Lösung besteht wahrscheinlich in einem Kompromiß – einem eher gemäßigten Klima mit deutlich voneinander unterschiedenen Jahreszeiten.

Je nach dem Zusammenspiel der für den einzelnen spezifischen Elemente können zwei Menschen mit identischen Symptomen unterschiedlich auf Klimaextreme reagieren. Ein erfahrener Praktiker der östlichen Medizin kann diesen Unterschied anhand der Diagnose feststellen.

Die Fünf Elemente werden Ihnen helfen, neue Erkenntnisse zu gewinnen über Ihre knirschenden Gelenke und über Schmerzen und Beschwerden bei Wetterumschwüngen, über Ihre immer wieder auftretenden Kopfschmerzen, Ihre Anfälle von Energie in bestimmten Jahreszeiten und über Ihr Unbehagen oder elendes Gefühl in anderen.

Ich wünsche mir, daß es Ihnen mit Hilfe dieser Zusammenhänge gelingt, die Lücken in der Geschichte Ihrer Gesundheit zu füllen und die Bindeglieder zwischen verblüffenden oder wiederkehrenden Mustern bei

Ihren Beschwerden, Ihrem Verhalten oder Ihrem Heißhunger auf bestimmte Nahrungsmittel, in der Vergangenheit oder Gegenwart, aufzuspüren. Sie werden aber ebenfalls Verbindungen zu Ihrer Alltagssprache, zur Kunst, zur klassischen Literatur und zur Popmusik, zu landesüblichen Speisen, Heilkräutern, Tänzen und Ritualen entdecken.

Sie werden sich an Eindrücke von Ihren Reisen erinnern, an vergangene Träume, Episoden, Ängste und Freuden, und sogar die Hausmittel Ihrer Großmutter werden Ihnen wieder gegenwärtig. Und ich hoffe, daß Sie all diese Informationen in Zukunft für Ihre Gesundheit und die Ihrer Familie und Ihrer Freunde miteinander verweben. Nach diesem knappen und kurzen Einblick wollen wir sämtliche bisher erläuterten Zusammenhänge in einer Tabelle zusammenfassen, bevor wir in die historischen und die einzelnen medizinischen Aspekte der Fünf Elemente eintauchen. Vertiefen Sie sich für ein paar Minuten ganz in die Tabelle auf Seite 43.

Element	Jahreszeit	Wetter	Richtung	Farbe	Wahrnehmung	Sinnesorgan	Geschmack	Empfindung
Holz	Frühling	Wind	Osten	grün	Sehen	Augen	sauer	Zorn
Feuer	Sommer	Hitze	Süden	rot/rosa	Sprechen	Zunge	bitter	Freude
Erde	Spätsommer	Feuchtigkeit	Mitte	gelb/orange/gold/braun	Schmecken	Mund	süß	Besorgnis, Mitgefühl
Metall	Herbst	Trockenheit	Westen	weiß/grau	Riechen	Nase	scharf	Traurigkeit
Wasser	Winter	Kälte	Norden	blau/schwarz	Hören	Ohren	salzig	Angst

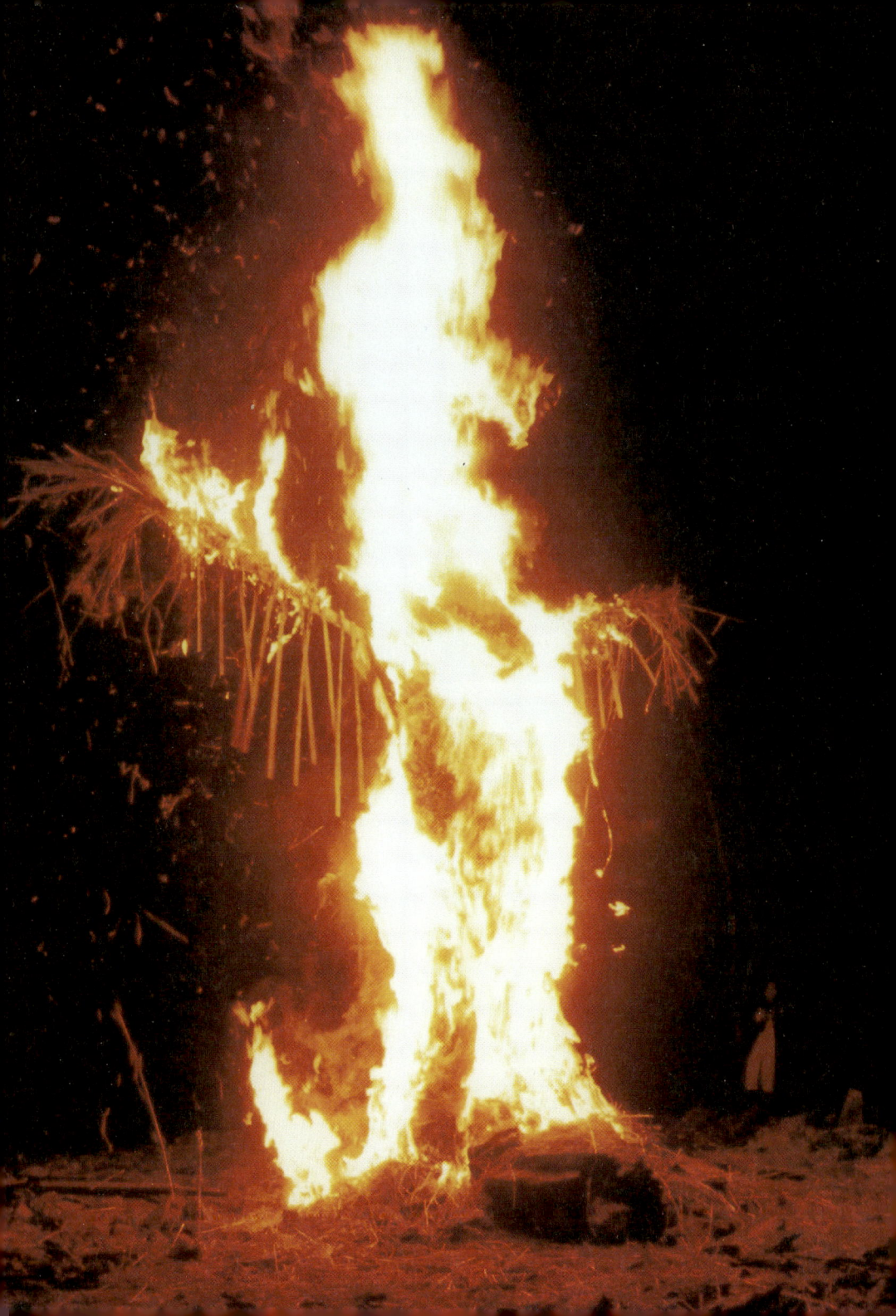

Kapitel 2

Der Wandel von Begriffen und Konzepten

◀ Das Element Feuer tritt in vielen Bräuchen in Erscheinung. 1998 war Stockholm Europäische Kulturhauptstadt. Aus diesem Anlaß fand unter anderem ein Wettbewerb für Feuerskulpturen statt.
(Photo © Lennart Nyström)

Die Fünf Elemente in Bräuchen und Ritualen

Manche keltischen Stämme pflegten Proben von Saatgut in blaues Tuch zu säen. Das Ritual – eine symbolische Würdigung des Winterschlafs – testete anhand des blauen Wintertuchs, welche Saat stark genug war, im Frühling zu keimen.

Winteraustreiben und Frühlingsbeginn

In vielen Ländern gingen die verschiedensten Varianten vorchristlicher Feuerrituale, die den Winter vertreiben und den Frühling ankündigen sollten, in Feste wie Karneval oder *Mardi gras* ein, als letztes Austoben vor der christlichen Fastenzeit. Die farbenprächtigen Paraden von New Orleans und Rio ziehen alljährlich Tausende Touristen an. Allerdings sind einige dieser Rituale mehr als bloß ein Vorwand für Straßenfeste. Etwas ganz Besonderes ist zum Beispiel die Basler Fasnacht. Ein historisches Fest, inzwischen mit modernen Zügen, wird sie seit dem 14. Jahrhundert gefeiert. Die kunstvoll maskierten und farbenfroh kostümierten Figuren, die mit Pfeifen und Trommeln aufmarschieren, erinnern an die Vorfahren, die zurückgekehrt die Straßen bevölkern, um den Winter zu verhöhnen, zu beschimpfen und zu vertreiben. Der Basler Fasnachtsumzug beginnt früh um vier Uhr mit dem »Morgestraich« (Wecken). Jedes Jahr werden neue Themen aufs Korn genommen, und die Umzugswagen präsentieren beißend satirische Kommentare zur Lokalpolitik, zur Schweizer Politik und zu Ereignissen im Land. Nachdem bei der Sandoz-Katastrophe Mitte der achtziger Jahre Tonnen von Chemikalien in den Rhein geflossen waren, marschierten zur Fasnacht Dutzende von schwarz gekleideten und maskierten Menschen neben Wagen, auf denen groteske Symbolfiguren thronten.

Die historischen Ursprünge vieler Jahreszeitrituale geben uns einen kleinen Einblick in die Art und Weise, wie unsere Vorfahren versuchten, sich gesundes Vieh, gutes Wetter und reiche Ernten zu sichern. Kurz, um das Überleben zu gewährleisten!

Jedes Jahr im April schicken die explodierenden Symbolfiguren und brennenden Scheiterhaufen beim Zürcher »Sechseläuten« dramatische

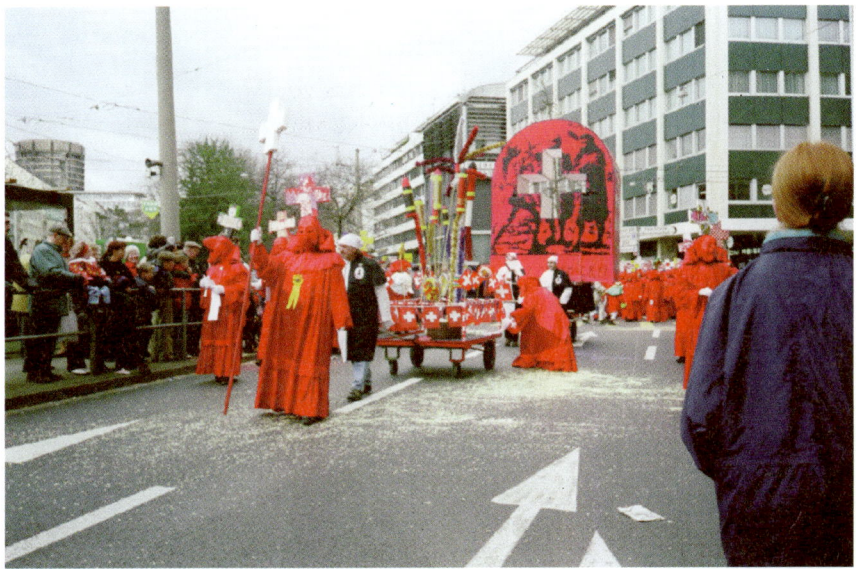

Bei den Umzügen der traditionsreichen Basler Fasnacht werden regelmäßig aktuelle politische Themen aufgegriffen. (Photo © Pamela Ferguson)

Aufrufe an den Winter, beeindruckend vor allem dann, wenn noch Schnee liegt. Das »Sechseläuten« bedeutet konkret sechs Glockenschläge, und die Zeremonie beginnt abends um sechs Uhr, ganz passend übrigens, denn sie liegt damit in der Maximalzeit von **Wasser** und **Winter**. Mehrere Länder im Norden Europas praktizieren Abwandlungen dieses Brauchs, bei dem Freudenfeuer entzündet und Symbolfiguren verbrannt werden. In manchen Gegenden verspricht man sich reiche Ernte, wenn der Rauch zu den Getreidefeldern zieht.

Da sie Wiedergeburt und Erneuerung oder den Sieg des Lichtes über die Dunkelheit oder den Tod symbolisieren, wurden in Europa manche Frühlingsfeuerrituale in den Karsamstagsgottesdienst aufgenommen oder als Osterfeuer auf Berggipfeln gefeiert. Wenn in Südschweden bei den traditionellen Freudenfeuern zum 1. Mai die Flammen gegen Norden züngeln, wird es ein kühles Frühjahr geben. Richten sich die Flammen nach Süden, ist ein milder Frühling zu erwarten.

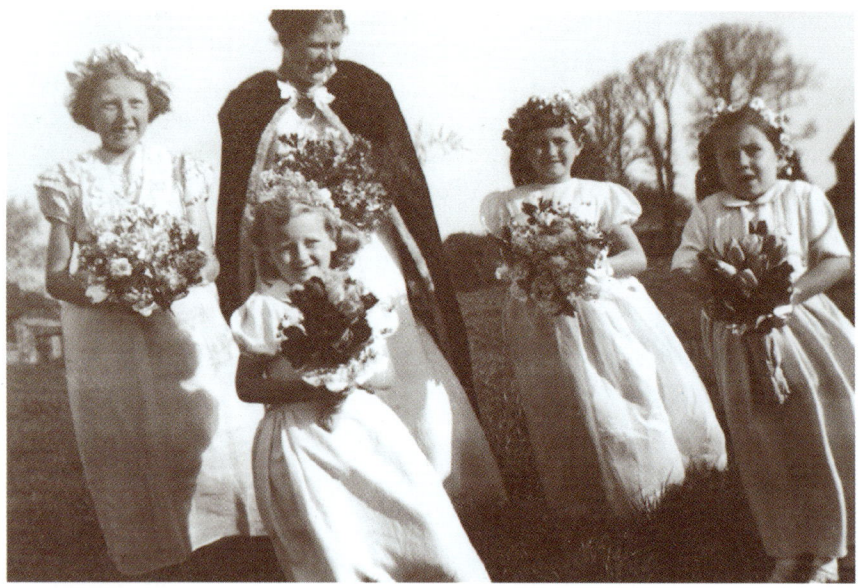

Im Gefolge der Maikönigin. Das zweite Blumenmädchen von rechts ist die Autorin im zarten Alter von sechs Jahren. (Photo: Pansy Coombe Ferguson, Cornwall, 1950)

Bei den Maifeiern in verschiedenen europäischen Ländern schmücken die Menschen ihre Häuser mit grünen Ästen und Zweigen, um die Baumgeister zu ehren, damit sie Fruchtbarkeit schenken, ein hübsches Beispiel für den Zusammenhang von **Holz** und **Frühling**. Nach dem keltischen Kalender beginnt der Sommer im Mai, und die Menschen in Cornwall feiern dieses Ereignis auf verschiedene Weisen. Ich erinnere mich, daß mir als Sechsjährige in Portscatho, Cornwall, die Ehre zuteil wurde, im Gefolge der Maikönigin mitzugehen. Einige der beliebtesten Volkslieder Cornwalls haben ihren Ursprung übrigens in Maifeiern.

Sonnwendfeiern und Erntedank
Mittsommernachtsfeuer (**Feuer** und **Sommer**) werden von Nordeuropa bis Nordafrika entzündet und gehen auf frühe Sonnenkulte zurück, mit denen gesichert werden sollte, daß Getreide und Vieh Wärme im Überfluß bekamen. Als Symbol für den langsamen Niedergang der Sonne

nach dem längsten Tag des Jahres, so schreibt James G. Frazer in *Der goldene Zweig: Das Geheimnis von Glauben und Sitten der Völker,* ließ man in vielen Gemeinden brennende Räder hügelabwärts rollen. Nach altem keltischen Brauch werfen die Menschen in Cornwall Kräuter in die Feuer, damit das Getreide gut gedeiht, ein Brauch, der in das christliche Fest St. Johannes (Johannisfeuer) am 23. Juni eingegangen ist.

Die Herbstfarben, diese üppige Pracht von Gelb, Gold, Khaki, Braun oder Orange (**Erde** und **Spätsommer**), werden in einer Fülle von Erntedankfesten gefeiert, bei denen traditionell die ersten geernteten Früchte den Göttern oder dem regierenden Landesherrn als Opfer dargebracht wurden. Verschiedene Religionen setzen die alte Tradition fort, zum Beispiel wenn Stadtbewohner die schönsten der geernteten Früchte spenden, um Altäre und Kanzeln ihrer Gotteshäuser zu schmücken. Das japanische Obon-Fest kennt eine weitere Variante, bei der man die ersten Früchte und Gemüse, die geerntet werden, über Wasser schwimmen läßt und mit Stroh verbrennt. Beim Obon-Fest werden auch die Seelen der Verstorbenen geehrt, indem man kleine Lichter über das Wasser gleiten läßt, ein Ritual, das nach Hiroshima und Nagasaki noch an Bedeutung gewonnen hat. Ich habe Obon einmal auf der Farm der Schriftstellerin Kate Millett in Poughkeepsie, im Norden des Bundesstaates New York, gefeiert. Nach einem großartigen Erntedankfest, das im Spätsommer in einer der Scheunen zelebriert wurde, schickten wir im Dunkel der Nacht Dutzende brennender Lichter in winzigen Papierbooten über den nahen See. Kate Millett wies mich kürzlich darauf hin, daß »Feuer auf dem See« das chinesische Symbol für Wandel und Revolution darstellt.

Halloween und Totengedenken

Das auf alte keltische Bräuche zum Gedenken an die Toten zurückgehende Halloween ist ein Herbstritual, das **Metall** und **Herbst** entspricht – eine Zeit des Abschieds, der Trennung, der Trauer. Ähnlich wurzelte der Totengedenktag *(El Dia des los Muertos),* eine mexikanische und mexikanisch-amerikanische Version von Allerheiligen und Allerseelen am 1. und 2. November, in aztekischen Bräuchen. Zum Fest werden die Friedhöfe so prächtig geschmückt, daß durch *El Dia* eine besondere Kunstform entstanden ist. *El Dia des los Muertos* ist ein wesentlich aufwendigerer Brauch als die stille Förmlichkeit, mit der in deutschsprachigen Ländern Europas an Allerheiligen und Allerseelen Blumen auf die Gräber gelegt und Lichter angezündet werden.

Als ich in meiner Kindheit eine anglikanische Schule in Kapstadt besuchte, fand ich es paradox, daß auf der südlichen Halbkugel alle Kirchenfeste in der entgegengesetzten Jahreszeit gefeiert wurden – Ostern im Herbst, Weihnachten im Hochsommer, Halloween im Frühjahr. Infolgedessen entwickelte ich einen ausgeprägten Sinn dafür, wie jahreszeitlich gebundene Rituale in verschiedenen Kulturen praktiziert und den verschiedenen Ländern angepaßt werden. Eines Tages im Januar stand ich an der Uferböschung des East River in New York und beobachtete, wie junge Griechen aus Anlaß des griechisch-orthodoxen Rituals zum Dreikönigsfest in das eiskalte Wasser sprangen und nach Kruzifixen tauchten. Natürlich ist das etwas völlig anderes als in der Ägäis oder im Mittelmeer, aber es hat doch viel von einem **Wasser-Winter**-Ritual, das die griechisch-orthodoxen Gemeinden in verschiedenen Teilen der Welt praktizieren.

Symbolik zu besonderen Anlässen

Im ausgehenden 20. Jahrhundert sahen wir einige faszinierende Rituale während der Eröffnung der Olympischen Winterspiele. Kinder in leuchtendroten Anzügen glitten 1994 in einer überwältigenden Demonstration eines uralten winterlichen Mythos auf Skiern die Hänge von Lillehammer in Norwegen hinab. Im japanischen Nagano konnten wir 1998 die gewichtigen Sumo-Ringer beobachten, wie sie verschiedene Reinigungsrituale zelebrierten, die dunkle Energie aus der Erde stampften und Salz in die Luft warfen.

1998 war Stockholm Kulturhauptstadt Europas und brachte im Laufe dieses Jahres im Rahmen eines Festivals alle Elemente ins Spiel. Schwedens Klimaextreme von arktischer Kälte und sommerlicher Hitze wurden auf ungewöhnliche Weise dargestellt. Im Januar erwiesen Skulpturen aus Eis und Schnee in einem Pavillon dem Winter Reverenz. Verspielte Frühlingswinde gewannen Gestalt in Ballons, Fahnen und im Freien aufgestellten Skulpturen. Im Juni feierte man den Sommer mit einem Feuer auf dem Meer und Tänzen, wobei die Vereinigung von Wasser und Feuer das Zusammenspiel von Muße und Anstrengung symbolisierte. Und im August wurden in einer Multimedia-Darstellung »Wind, Wasser, Eis und die Stille der arktischen Wildnis« durch Chöre, Tänzer und Perkussionisten lebendig, die sich in einer gläsernen Säule über eine Wendeltreppe aufwärts bewegten (*The Nordic Elements: fire, water, ice, air, silence, darkness*, von Henrietta Hulten).

Die Fünf Elemente und die traditionelle Medizin

Das menschliche Grundbedürfnis, Irdisches und Überirdisches nach den Fünf Elementen zu ordnen und zu klassifizieren, zieht sich wie ein roter Faden durch die gesamte Geschichte der Medizin. Dies weist auf eine archetypische Auffassung vom Menschen als Mikrokosmos innerhalb des Universums hin. Die Vorstellung von Gesundheit oder Homöostase als Ausdruck der Harmonie zwischen Mensch und Umwelt entwickelte sich im Laufe der Jahrhunderte bei verschiedenen Kulturen in den jeweils eigenen, traditionellen Ausdrucksformen – die wir heute oft als sehr poetisch, manchmal auch als fremdartig oder bizarr empfinden.

Die Elemente als Versuch, die Welt zu verstehen

Tatsächlich geht man davon aus, daß die ältesten schriftlichen Hinweise auf Variationen des Themas der Fünf (oder vier) Elemente in verschiedenen Teilen der Welt im 5. Jahrhundert v. Chr. bei immerhin drei philosophischen Schulen beinahe gleichzeitig auftreten: in der chinesischen, der ayurvedischen und der griechischen (hippokratischen) Medizin. Dieses Dreigestirn trug dazu bei, im Verlauf einer außerordentlichen Ära der Erneuerung den Grundstein zu unserem modernen Verständnis des Begriffs »Ganzheitsmedizin« zu legen.

Das 6. und das 5. Jahrhundert v. Chr. brachten einige der größten Denker sowie schöpferische, wissenschaftliche und technische Entdeckungen quer durch viele verschiedene Kulturen hervor. Ich meine das Zeitalter, das uns Buddha, Konfuzius, Lao-tse, Zarathustra, Pythagoras, Aischylos, Sophokles, Hippokrates und die jüdischen Propheten schenkte.

In medizinischen Modellen der Fünf (oder vier) Elemente bieten die Chinesen, die Griechen und die ayurvedischen Schriften verschiedene Denkmodelle für die Beziehungen zwischen Elementen, Körperflüssigkeiten, Klima und akuten oder chronischen Krankheiten entsprechend den Beobachtungen und Erfahrungen der Ärzte, die in verschiedenen Teilen der Welt ihre Kunst ausüben.

Bei den Chinesen gibt es beispielsweise noch eine zusätzliche Jahreszeit, den Spätsommer (im Englischen *Indian Summer,* im Deutschen *Altweibersommer,* im Japanischen *Doyo*). Der Spätsommer gehört zum Element **Erde**. In der traditionellen chinesischen (TCM) bzw. japanischen (TJM) Medizin spielt er allerdings nicht exakt dieselbe Rolle. Der Spätsommer ist nicht nur Bindeglied zwischen **Feuer/Sommer** und **Metall/Herbst**, sondern das Element **Erde** bildet auch die Übergangsphase zwischen den Jahreszeiten und den zentrierenden oder ausgleichenden Faktor innerhalb der Zyklen der Elemente.

Die ayurvedische Medizin schenkte uns zum Thema Elemente eine weitere Variante, nämlich **Äther**, Luft, Feuer, Wasser und Erde, sowie eine andere Anordnung der zugehörigen Kategorien. **Äther** ist die abstrakteste, höchste Form, der göttliche Entwurf des Körpers. Das Element **Metall** der TCM und TJM entspricht sowohl in der griechischen als auch der ayurvedischen Medizin dem Element **Luft**. Individuelle Varianten sind jedoch weniger wichtig als der Gleichklang in den griechischen, chinesischen und ayurvedischen Medizinmodellen, die sämtlich im 5. Jahrhundert aufgezeichnet wurden und die auf der jeweiligen Geschichte, Philosophie und Wissenschaft sowie auf dem Gedankenreichtum ihrer Dichter, ihrer Epen und Mythen gründen. Alle drei Kulturen teilten die Grundauffassung von Gesundheit als einem Zusammenspiel ausgleichender Faktoren zwischen Gegensätzen, zwischen Innen- und Umwelt, zwischen Hitze und Kälte, zwischen Überschuß und Mangel. Später inspirierten die drei Systeme andere Formen der Medizin.

Hippokrates und die Säftelehre

Nach wie vor modernisiert etwa die japanische die chinesische Medizin. Zur tibetischen Medizin gehört ein Ausgleich der drei »Säfte« (Wind, Galle und Phlegma); sie stellt eine Synthese aus chinesischer, indischer und arabischer Medizin dar. Die traditionelle arabische Medizin, die ihrerseits auf der griechischen, ayurvedischen und persischen Medizin beruht, geht von vier Elementen und neun Temperamenten aus, die sich auf die Qualitäten heiß, kalt, feucht und trocken sowie auf die vier Säfte (Blut, Phlegma, gelbe Galle, schwarze Galle) der griechischen Medizin beziehen.

Die Hippokratische Medizin bildet den Ausgangspunkt der westlichen Medizin. Oft lese ich meinen Schülerinnen in Nordamerika und in Europa einen bestimmten Text vor, um sie auf die Probe zu stellen. Ich lasse sie raten, von wem der Text stammt. In klarer knapper Sprache faßt der Text den diagnostischen Zugang der Fünf Elemente zusammen. Der Arzt wird angehalten, sämtliche Aspekte der Krankheit eines Patienten zu berücksichtigen. Hierzu gehören die Umwelt, das Klima, die Sitten und Gebräuche, die Nahrung (und wer sie zubereitet), die Sprache des Patienten und seine Schlafgewohnheiten, seine Körpersprache (ob er sich kratzt, an den Haaren zupft oder in der Nase bohrt), seine Atmung, seine Körperflüssigkeiten, die Geräusche seines Körpers und Symptome wie Frösteln oder Schwitzen. Zumeist nehmen meine Schülerinnen an, der Rat stamme aus irgendeinem alten chinesischen medizinischen Text. In Wirklichkeit aber findet er sich im *Epidemienbuch 1* (Kapitel 23), das im 5. Jahrhundert v. Chr. entstand. Es ist Teil der unter dem Namen des Hippokrates überlieferten Schriften *(Corpus Hippocraticum),* die aber von verschiedenen griechischen Ärzten aufgezeichnet wurden.

Über die Natur des Menschen im *Corpus Hippocraticum* handelt von der Gesundheit und den vier Elementen Luft, Feuer, Wasser und Erde als empfindlichem ausgleichenden Prozeß, der die vier Säfte Blut, gelbe Galle, schwarze Galle und Phlegma (weißer Schleim) und die ihnen entsprechenden vier Jahreszeiten (Frühling, Sommer, Herbst und Winter) und die vier Grundqualitäten (heiß, trocken, feucht und kalt) einbezieht. Die Ursachen von Schmerzen oder Beschwerden wird in Begriffen von »Mangel« (Leere) oder »Überschuß« (Fülle) beschrieben. Diese Terminologie ist den Studierenden der fernöstlichen Medizin sehr vertraut, wenngleich die Zuordnungen von Jahreszeit und Körperflüssigkeit bei den Chinesen und den alten Griechen verschieden sind. Erstaunlicherweise beschreibt der Arzt, der zu den *Aphorismen* beigesteuert hat, sogar die verschiedenen Wirkungen des Südwindes (»Taubheit, Sehstörungen, Kopfschmerzen«) und des Nordwindes (»Husten, Halsweh, Blutandrang«).

Das *Corpus Hippocraticum* enthält entsprechend den Erfahrungen der beitragenden Ärzte verschiedene Deutungen diagnostischer Modelle, jedoch im Rahmen eines Grundverständnisses der Zusammenhänge zwischen Krankheiten, Jahreszeiten und Wetter. Tatsächlich war die Schrift *Luft, Wasser, Umwelt* ein Handbuch für reisende Ärzte, in dem die Krankheitsprofile in bezug auf verschiedene Städte, Höhenlagen, Windrichtungen und Quellen von Wasser erläutert wurden. Kurz, die Schriften des Hippokrates bieten eine Vielzahl höchst anschaulicher Fallstudien, in denen die ärztliche Kunst mit ihrem philosophischen Kern hervorgehoben wird, der leider in der westlichen Medizin mit ihrem High-tech-Anspruch heute nur zu oft verlorengeht.

Von der klassischen Antike bis zum Mittelalter trat jedoch ein Wandel ein; anstatt die Krankheiten entsprechend einem Ungleichgewicht der Säfte und der zugehörigen Temperamente (sanguinisch = fröhlich [Blut], phlegmatisch = träge [Phlegma], melancholisch = traurig [schwarze Galle] und cholerisch = reizbar [gelbe Galle]) zu behandeln, kam es nun neben anderen Praktiken zu bizarren Auswüchsen wie Aderlaß, Klistieren und Harnschau und -analyse. Derartige Verfahren erhielten sich bis ins 16. Jahrhundert und werden beispielsweise im Museum für Geschichte der Medizin an der Universität Zürich sehr anschaulich präsentiert.

Paracelsus und die Signaturen

Der im 16. Jahrhundert in der Schweiz geborene und höchst umstrittene Arzt und Alchemist Paracelsus (Theophrastus Bombastus von Hohenheim), der als »Vater der pharmazeutischen Chemie« gilt, rebellierte gegen diese Praxis, indem er den exzessiven Gebrauch von Abführ- und Brechmitteln durch seine Kollegen kritisierte, die er als Ausbeuter und Gauner beschimpfte. Paracelsus war ein Anhänger der sogenannten Signaturenlehre, die besagt, daß die äußere Erscheinung einer Pflanze auf ihre heilkräftige Wirkung hinweist (z. B. Walnüsse für die Aktivierung des Gehirns). Seiner Auffassung folgten in England William Turner (der »Vater der englischen Botanik« und Verfasser des *New Herball*) im 16. Jahrhundert und Nicholas Culpeper im 17. Jahrhundert, der die *Pharmacopeia* ins Englische übersetzte, damit die Menschen Heilkräuter anwenden lernten, ohne horrende Arztrechnungen zu bezahlen. Kurz, Paracelsus brach eine Lanze für die volkstümliche Kräutermedizin und brachte damit das medizinische Establishment des 17. und 18. Jahrhundert gegen sich auf.

Paracelsus sprach vom Menschen – und von Heilkräutern – als einem Mikrokosmos in der Welt. Seine Auffassung von den (vier) Elementen unterschied sich deutlich von der hippokratischen und der fernöstlichen und war stark alchemistisch geprägt. In allem erkannte er die vier Elemente und glaubte, die Essenz eines jeden Elements könne durch chemische Prozesse für Heilmittel extrahiert werden. Ebenso glaubte er an die heilende Kraft der Schwingungen derartiger Essenzen und Farben und sagte, es sei Aufgabe des Arztes, Heilmittel zu finden, welche dieselbe Wellenlänge aufwiesen wie der verletzte oder erkrankte Körperteil eines Patienten.

Pflanzenheilkunde und Alternativmedizin

Paracelsus und den Kräuterkundigen nach ihm ist es zu verdanken, daß die Heilpflanzenkunde zur Volksmedizin wurde und damit zu ihren Ursprüngen zurückkehrte: Jeder konnte seine Heilmittel im eigenen Garten oder in Feld und Wald ernten. Daran mußte ich an einem regnerischen Tag im April 1998 denken, als ich auf den windgepeitschten Wegen entlangging, die zwischen den Beeten mit Heilkräutern verschiedener Länder im *Physic Garden* von London angelegt sind. Dieser Garten, der im 17. Jahrhundert angelegt wurde, um angehende Apotheker zu unterweisen, dient heute auch der medizinischen Forschung der pharmazeutischen Industrie.

In der vergleichsweise jungen Kultur Nordamerikas hingegen werden natürliche Heilmittel noch überwiegend als »alternativ« angesehen. In vielen europäischen Ländern sind Hausärzte, die in ihrer Praxis Homöopathie oder Naturheilmittel anwenden, keine Seltenheit. Manche meiner Kollegen in den USA staunen noch heute, wenn ich ihnen über Phytotherapie berichte, die Behandlung mit pflanzlichen Heilmitteln, die in den meisten Apotheken in Deutschland, in der Schweiz und in Österreich erhältlich sind.

Ich selbst erinnere mich gut an den sauren, reinigenden Geschmack des wilden Sauerampfers im Frühling. In Kapstadt sammelten wir immer die ersten, leicht bitter schmeckenden Blätter der Kresse für Frühlingssalat und tranken an heißen Sommertagen den angenehm bitteren *Rooibos*-Tee (Rotbusch), um unseren Durst zu löschen. All dies lehrte mich bereits früh einige Grundprinzipien der Fünf Elemente.

Die Bedeutung von Fallstudien

Heute halte ich die verschiedenen historischen Interpretationen der Fünf Elemente quer durch viele Länder für einen unentbehrlichen Weg, der uns helfen kann, die Kunst des umfassenden Fallstudiums je nach dem Patienten, seinem Leiden, seiner Kultur, dem Klima, der Ursache und dem Heilmittel zu entwickeln. In dem formalen System der Fünf Elemente erhalten die modernen Studierenden der fernöstlichen Medizin ein wunderbar geordnetes Schema, an dem sie ihre Fähigkeiten zum Fallstudium schulen können. Meinen Schülerinnen empfehle ich, die Werke des Hippokrates zu lesen, um sich zu inspirieren. Als modernen Kontrast rate ich ihnen zur Lektüre von Oliver Sacks, der vor allem durch die Verfilmung seines Buchs *Zeit des Erwachens* bekannt wurde. Lesenswert sind ebenfalls die Geschichten, die er unter den Titeln *Der Mann, der seine Frau mit einem Hut verwechselte* und *Eine Anthropologin auf dem Mars* veröffentlichte. Dr. Sacks' brillante Mischung von Witz, Einfallsreichtum, Mitgefühl, scharfer Beobachtung und Exzentrik verwandelt die trockenen medizinischen Fallstudien in eine Kunstform, in der sich die Einsicht des Arztes mit der des Patienten entwickelt. Oder, wie Sacks selbst es formuliert, »um den Menschen in seiner Mitte wiederherzustellen, müssen wir eine Fallgeschichte zu einer Erzählung oder einem Märchen verdichten«.

In den Geschichten, die Sacks erzählt, lernen wir alles in allem nicht bloß Patienten mit akuten oder chronischen Erkrankungen kennen, sondern Charaktere, Männer und Frauen mit ganz individuellem Lebensstil, Talenten, Karrieren, Freuden und Leiden, Träumen, Umgebungen, Reisen, Beziehungen und Entdeckungen.

Dr. Sacks erfaßt das Gesetz der Fünf Elemente in seiner Essenz; allerdings bezweifle ich, daß er selbst dies so sehen würde.

Die Fünf Elemente in der chinesischen Geschichte

Im Laufe der politischen Geschichte Chinas war die allgemeine Anwendung der Fünf Elemente mal mehr, mal weniger populär. Die jeweiligen Dynastien wurden einst mit verschiedenen Elementen assoziiert, genauso wie auch die verschiedenen Nationen mit Elementen in Verbindung gebracht wurden, etwa Ägypten mit **Wasser** und Persien mit **Feuer**. In China stellten die Dynastien sogar ihre Schlachtpläne nach den Regeln der Fünf Elemente auf. Während eines Höhepunkts ihrer Popularität in der »Zeit der streitenden Reiche« (476–221 v. Chr.) – schreibt Giovanni Maciocia in den *Grundlagen der Chinesischen Medizin* – fanden die Fünf Elemente vielfältigen Ausdruck in Politik, Kosmologie, Kunst und Wissenschaft wie auch in der Medizin.

Symbole der Elemente gingen sogar in die Beerdigungsriten ein. In einer Ausstellung von Grabbeigaben aus China, die 1994/1995 im Kimbell Art Museum in Fort Worth, Texas, gezeigt wurden *(The Buried Art of Ancient Xi'An)*, sah ich Ziegel, die beim Bau von Grabkammern während der Han-Dynastie (206 v. Chr. – 9 n. Chr.) verwendet wurden.

Die Ziegel, die entsprechend den Vorstellungen der Han-Kosmologie gestaltet waren, wurden so angeordnet, daß die Seele des Verstorbenen geschützt war: Sie zeigen die vier Prinzen des Himmels in den vier Hauptrichtungen, mit den zugehörigen Farben und Tieren.

- Der Grüne Drache blickte nach Osten (Element **Holz**).
- Der Weiße Tiger blickte nach Westen (Element **Metall**).
- Der Rote Vogel blickte nach Süden (Element **Feuer**).
- Schlange und Schildkröte (sie stellen den Schwarzen Krieger dar) blickten vereint nach Norden (Element **Wasser**).

Den vier Himmelsprinzen Chinas (und Japans) entsprechen in Ägypten die vier Söhne des Horus, die Wächter des Tempels. Ähnlichkeiten findet man auch bei der Sitte der amerikanischen Ureinwohner, die Dörfer in vier Viertel zu teilen. Bei den Maya sind an den vier Ecken verschiedene Vögel aufgestellt. Die Gesetze der Navajo werden durch vier heilige Berge symbolisiert.

Sogar die Bestattungsriten vieler alter Kulturen folgten den Elementen, wobei die Vorstellung zugrunde lag, den toten Körper in seinen Elementarzustand zu überführen: ihn der **Erde** zu übergeben (Be-Erdigung in einem Grab), dem **Wasser** (Seebestattung), dem **Feuer** (Verbrennung) oder der **Luft** (zerstückelt und den Geiern hingeworfen, wie es beispielsweise in »Kudun«, dem Film über Tibet, zu sehen ist).

Die Entstehung der Fünf-Elemente-Lehre

Die im Westen gebräuchlichen Lehr- und Übersichtsbücher zeigen keine nahtlose Übereinstimmung, was die Entwicklung der Fünf Elemente in der chinesischen Medizin angeht. In *Die Grundlagen der Chinesischen Medizin* zeichnet Maciocia das Auf und Ab der Popularität der Fünf-Elemente-Lehre in der Medizin nach, vom Skeptizismus im 1. Jahrhundert n. Chr. bis zur Formalisierung innerhalb der chinesischen Medizin während der Song-Dynastie (960 – 1279).

Ted Kaptchuk behauptet in *Das große Buch der chinesischen Medizin,* daß die Theorie der Fünf Wandlungsphasen, wie das Gesetz der Fünf Elemente auch manchmal genannt wird, zuerst von Zou Yen (350 – 270 v. Chr.) und seinen Epigonen auf dem Höhepunkt einer intensiven Periode politischer und gesellschaftlicher Veränderungen in China systematisch erfaßt wurde. In *Five Elements and Ten Stems* sagen Kiiko Matsumoto und Stephen Birch, die vollständigste Darlegung der Theorien über die Fünf Elemente in der Medizin sei im *Nan Jing* etwa im 1. Jahrhundert n. Chr. erfolgt, wodurch trotz mancher Paradoxa irgendwie die Widersprüche früherer Texte aufgelöst wurden. Außerdem erinnern Matsumoto und Birch daran, daß die Fünf-Elemente-Lehre kein Dogma war, sondern ein »Problemlösungs-Verfahren«.

Betrachten wir den philosophischen Lauf der Jahreszeiten und der Elemente und ihre dem Zen verwandten Analogien, dann ist es auch nicht verwunderlich zu erfahren, daß der Begriff »Fünf Elemente« eine unglückliche Übersetzung der chinesischen Schriftzeichen *Wu Xing* ist. Wie Giovanni Maciocia in seinen *Grundlagen der Chinesischen Medizin* erläutert, impliziert das Zeichen *Xing* über unseren Begriff »Element« hinaus eine Bewegung, einen Vorgang, eine Phase. Deswegen ist in vielen Texten nicht von den »Fünf Elementen«, sondern von den »Fünf Wandlungsphasen« die Rede, beispielsweise in dem Klassiker *Between Heaven and Earth* von Harriet Benfield und Efrem Korngold.

Genauso wie wir den Zyklus unserer Jahreszeiten in einem ständigen Zustand der Evolution, Progression und Bewegung erkennen, so sehen wir auch unseren Körper in seinen zyklischen Abläufen, Bewegungen oder Phasen. Den Begriff »Element« benutzen wir, weil er vertraut und zweckmäßig ist. Er beinhaltet aber in diesem Zusammenhang sehr viel mehr als seine wörtliche Bedeutung eines »Bestandteils« und geht weit über die bereits erläuterte alchemistische Auffassung des Paracelsus hinaus.

Chinas langer Weg in die Moderne

Wie in der Vergangenheit, so schwankte das Ansehen der Fünf Elemente auch im modernen China entsprechend dem politischen Wandel. Die Medizin ist ein derart politisches Thema, daß viele Aspekte der traditionellen chinesischen Medizin (TCM), einschließlich der Fünf Elemente, unter Mao als Teil der alten feudalen Ordnung betrachtet wurden. Sie wurden daher unterdrückt, und statt dessen wurden im Schnellverfahren massenhaft »Barfußärzte« ausgebildet – das entspricht dem Krankenpflegerstatus –, um auf diese Weise wenigstens eine primitive medizinische Grundversorgung im Hinterland zu erreichen. Erst in den wenigen Jahrzehnten nach Maos Regierungszeit hat die TCM an den medizinischen Hochschulen wieder einen gewissen Stellenwert erlangt.

Ironischerweise spielt das System der Fünf Elemente in der Traditionellen Japanischen Medizin (TJM) und in den Ausbildungsstätten für östliche Medizin im Westen eine bedeutendere Rolle als in China.

China ist derzeit ein Paradoxon: einerseits eine Nation mit einem alten und hochangesehenen medizinischen System, andererseits eine moderne Nation, die aber trotz des äußeren Scheins gesellschaftlicher und wirtschaftlicher Modernisierungen und Veränderungen und des Auftretens einer neuen Schicht von Unternehmern in großem Umfang gegen die Menschenrechte verstößt.

Eine Fernsehsendung von ABC (*Prime Time Live,* am 15. Oktober 1997) und eine frühere BBC-Dokumentation zeigten die skandalösen Machenschaften im Zusammenhang mit routinemäßigen Hinrichtungen von sorgfältig ausgewählten politischen Gefangenen, deren Organe (hauptsächlich Nieren) für 30 000 Dollar pro Organ als Transplantate für Patienten im Westen verkauft werden sollten. In dem Bericht wurde behauptet, daß die amerikanische Firma W. R. Greace tatkräftig geholfen hatte, das Nanfung Militärkrankenhaus in China, in dem ein Großteil der Transplantationen erfolgt, technisch auszustatten. Für jeden, der TCM praktiziert, sind Nierentransplantationen besonders irritierend, weil die Nieren unser *Jing* enthalten, unsere eigentliche Essenz, die Essenz, die wir von unseren Eltern erben und die die Quelle unserer Vitalität ist, der Eckpfeiler unserer Sexualität und unserer Fortpflanzungsfähigkeit.

China steht derzeit auch auf der Hitliste der weltgrößten Umweltverschmutzer ganz oben: Nach Erkenntnissen der Weltbank finden sich sieben der verdrecktesten Flüsse der Erde in China. Im Jahr 1998 wiesen die wöchentlichen Erhebungen über die Luftqualität in den größten Städten Chinas die weltweit höchste Schadstoffbelastung aus (hauptsächlich durch Kohlefeuerung), was jährlich etwa 178 000 vorzeitige Todesfälle und im Einzugsbereich der Fabriken eine Asthmahäufigkeit von 5 Prozent zur Folge hat. Zum ersten Mal werden offizielle Statistiken veröffentlicht, um die Bemühungen zu verstärken, das Problem zu bekämpfen, einschließlich der Suche nach Alternativen zur Kohle, Schließung veralteter Fabriken (wie nach 1989 in Osteuropa geschehen) und eines ab 1999 geltenden Verbots bleihaltigen Kraftstoffs (*New York Times* vom 14. Juni 1998).

Es bleibt zu hoffen, daß der Prozeß der Öffnung in China die Aufklärung im 21. Jahrhundert vorantreiben wird. Bisher wurden Ärzte, die sich zu Themen wie Umwelt und Gesundheitswesen äußerten, wie Dissidenten behandelt. Die medizinischen Hochschulen sind immer noch streng hierarchisch gegliedert und lassen wenig Raum für Querdenker.

Von Ost nach West und wieder zurück

In vielen asiatischen Ländern, auch in China vor Mao, übte die Kolonisierung einen starken Einfluß auf die traditionellen Formen der Medizin aus. Der Einfluß westlicher Ärzte und medizinischer Hochschulen und Kliniken nach europäischem Muster war tiefgreifend, oft wurde im Namen der sogenannten Zivilisation oder Modernisierung »primitiver« und »rückständiger« Methoden Druck ausgeübt. Es war interessant, das Buch *Falling Leaves* der Ärztin Adeline Yen Mah zu lesen. Ihre Lebensgeschichte mit der tragischen Kindheit spiegelt die Grauzone zwischen den alten chinesischen Sitten und Gebräuchen und einer total westlichen Erziehung in Shanghai, mit einem rein westlich orientierten Studium und späterer Ausübung der Medizin in England und den USA wider.

Mehrere TJM-Verfahren (auch die Shiatsu-Methode, die von blinden Therapeuten praktiziert wird) waren während der amerikanischen Besetzung Japans nach dem Zweiten Weltkrieg verboten, wurden aber mit dem technischen Fortschritt von den sechziger Jahren an neu belebt und verbreitet. Das moderne Japan kennt viele Shiatsu-Formen, von denen einige im Westen gelehrt und weiterentwickelt wurden, zum Beispiel durch international renommierte Lehrer wie Pauline Sasaki in Connecticut oder die westlichen Erfahrungen von Pionieren wie Tet Saito und Kaz Kamiya, die jetzt im kanadischen Toronto, Ontario, lehren, und Ohashi in New York. Dies hatte einige interessante Folgen. Ohashi, einer meiner früheren Lehrer, der seit den siebziger Jahren zur Vorbereitung von Shiatsu im Westen beigetragen hat, gab kürzlich in seiner Heimat Japan Kurse in *Englisch,* weil seine neue Arbeit in seiner Muttersprache nicht anerkannt worden wäre.

Ich wunderte mich, daß ich eingeladen wurde, in Kuala Lumpur, Singapur und Hongkong Zen-Shiatsu zu lehren, nur um feststellen zu müssen, daß viele traditionelle medizinische Verfahren, die durch den Kolonialismus unterdrückt worden waren, über ihre zunehmende Popularität im Westen wieder in ihr Ursprungsland zurückkehren. Keine noch so intensive Kolonisierung konnte jedoch die Fünf Elemente aus den asiatischen Küchen und Kulturen vertreiben.

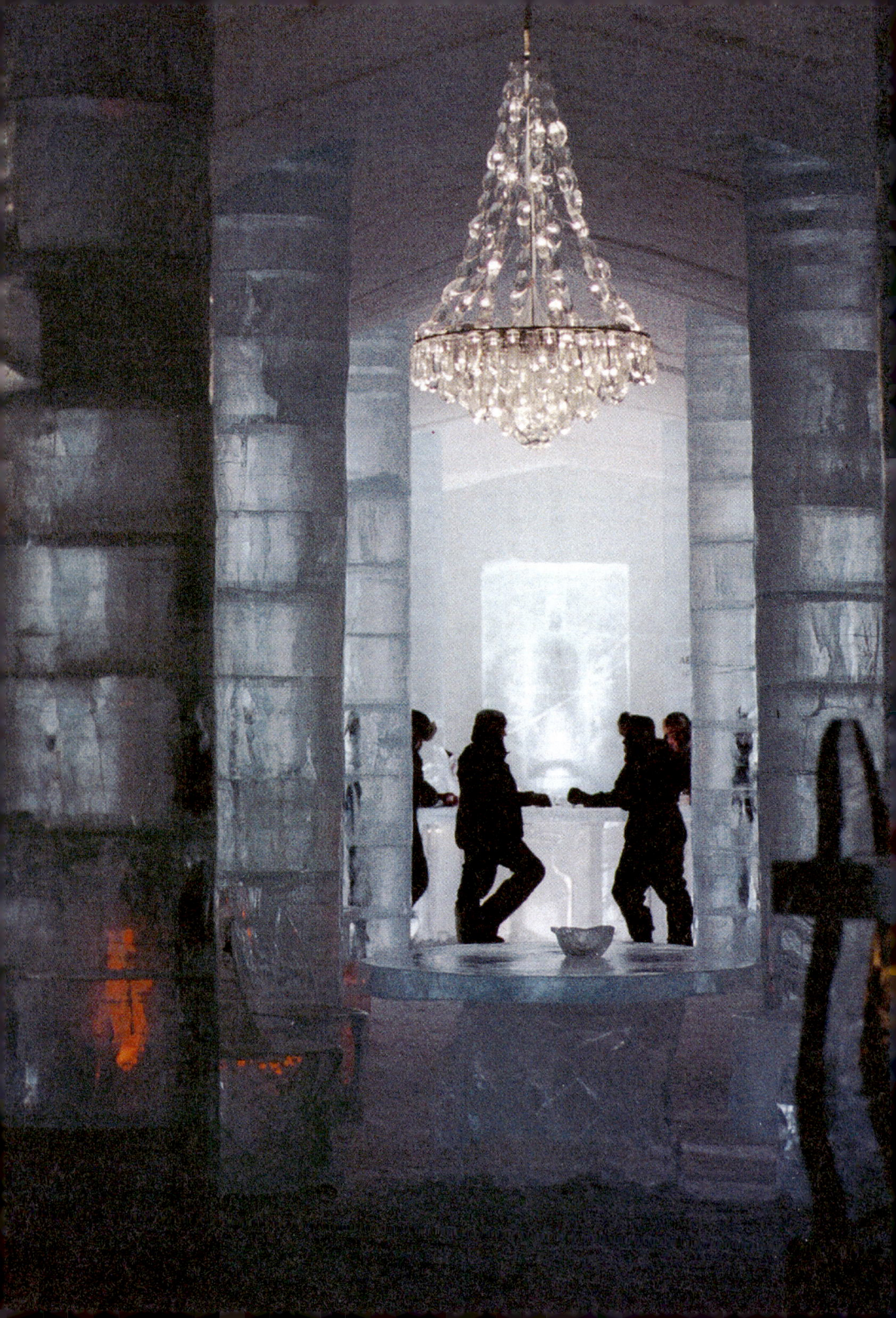

Kapitel 3

Bewegung in der Ruhe und Ruhe in der Bewegung

◀ Das Element Wasser verkörpert sich
in Winter, Kälte und der Farbe Blau.
Das berühmte Jukkasjärvi Ice Hotel
im schwedischen Lappland war Vor-
bild für den »Eispavillon«, der 1998
in Stockholms Kungsträdgården gezeigt wurde. (Photo © Jan Jordán)

Yin und Yang

Einer der schönsten Zen-Begriffe, die ich in meinen Unterricht einbaue, ist »Bewegung in der Ruhe und Ruhe in der Bewegung«. Dies drückt nicht nur das Wesen der harmonisierenden und anmutigen Form des Zen-Shiatsu aus, sondern ist auch Ausdruck von **Yang** (Bewegung) und **Yin** (Ruhe), nicht als Gegensätze, sondern als Ergänzungen. Unserem Verständnis der chinesischen Philosophie und ihrem Ausdruck in der fernöstlichen Medizin liegt die taoistische Yin/Yang-Theorie der einander ergänzenden Gegensätze zugrunde. Die Theorie ist übrigens um einige Jahrhunderte älter als die der Fünf Elemente.

Nach Giovanni Maciocia findet sich der früheste Hinweis auf Yin und Yang um 1 000 v. Chr. während der Zhou-Dynastie, mehrere hundert Jahre vor den ersten medizinischen Hinweisen auf die Fünf Elemente, obwohl allgemeine Hinweise auf die Fünf Elemente bereits viel früher belegt sind. Die Entwicklung des Yin/Yang-Konzeptes und der Fünf Elemente als wissenschaftliche Theorien erwuchs aus der gleichen philosophischen Schule. Das paßt zusammen, denn Yin und Yang spielen eine Rolle innerhalb der Fünf Wandlungsphasen und innerhalb jedes Elements.

Die Fünf Elemente stellen eine Erweiterung der Idee von Yin und Yang dar. Es gibt keine scharfe Trennlinie zwischen Yin und Yang. Sie sind keine absoluten Begriffe. Kein Entweder-Oder. Nichts ist statisch. Es erfolgt eine zyklische Bewegung. Ein Übergang des einen in das andere (wie Nacht in Tag), so wie ein Übergang innerhalb der Zyklen der Fünf Elemente (wie **Winter/Yin** in **Frühling/Yang** übergeht).

Die Beobachtung des fließenden Übergangs zwischen Yin und Yang in den mannigfachen Äußerungen in Natur und Medizin trägt dazu bei, unsere Sicht über den streng logischen Zugang (A=A) hinaus zu erweitern, den uns das aristotelische und kartesianische Denken des Westens lehrt. Darüber hinaus bietet Zen auch eine Möglichkeit, unsere vorgefaßten, logischen (und daher bequemen) Ansichten zu sprengen. Manchmal veranschauliche ich das in meinen Kursen, indem ich zwei Schülerinnen bitte, sich Rücken an Rücken zu setzen. »Schaut nach rechts«, fordere ich sie auf. Sie blicken dann in entgegengesetzte Richtungen.

Das Leben ist ein ständiges Wechselspiel von Yin und Yang. Denken Sie an die Gegensätze, denen wir im täglichen Leben begegnen: Sonne und Mond, Tag und Nacht, Hitze und Kälte, Ruhe und Bewegung, Materie und Energie, Hell und Dunkel. Keiner dieser Begriffe ist absolut. Schatten spendet Kühle, Yin erfrischt an einem mörderischen heißen Yang-Tag. Ein hell schimmernder Mond leuchtet auf Ihrem Weg und gibt einer Yin-Nacht Yang-Eigenschaften. Wer um politisch korrekte Terminologie bemüht ist, vermeidet es, wegen des Mißbrauchs von Stereotypen in der Vergangenheit, die oft mit Yin und Yang verbundenen weiblichen und männlichen Prinzipien einzubeziehen, zum Beispiel:

Yin = weiblich = dunkel = negativ = schwach gegenüber Yang = männlich = hell = positiv = stark. Ich pflege diese Auffassung zu konterkarieren, indem ich meine Kursteilnehmerinnen darauf hinweise, daß in den romanischen Sprachen die Sonne männlich ist und der Mond weiblich (zum Beispiel italienisch *il sole, la luna*). Im Deutschen dagegen ist die Sonne weiblich und der Mond männlich.

Elektrizität kommt durch negative und positive Ladungen zustande. Sie legen die Batterien in Ihr Blitzgerät oder Ihr tragbares Radio entsprechend den »Plus«- und »Minus«-Polen ein. Wenn Sie an Ihrem Auto nachts

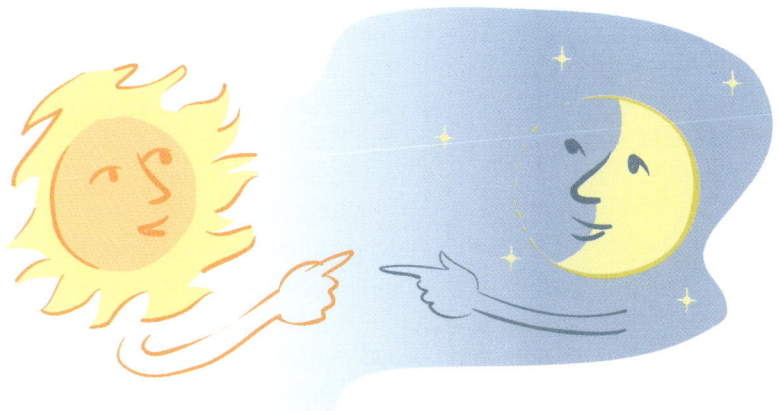

»In Deutschland bin ich weiblich, und du bist männlich.« – »Aber in Italien ist es genau umgekehrt!«

das Standlicht brennen lassen, ist morgens die Batterie leer, und Sie brauchen eine Starthilfe, für die Sie die Kabel mit der schwarzen (Yin) und der roten (Yang) Klemme kurzschließen. In unserem Körper finden sich zahllose Beispiele für Yin und Yang. Denken Sie an den ph-Wert. Oder an Einatmung und Ausatmung. An Anspannung und Entspannung. Die Vorderseite des Körpers ist Yin, die Rückseite ist Yang. Das Symbol für Yin und Yang ist nicht linear, spaltend oder trennend, sondern kreisförmig, bewegt und geschwungen. Stets enthält die dunkle Yin-Hälfte einen hellen (Yang-)Kreis, und umgekehrt befindet sich in der hellen Yang-Hälfte immer ein dunkler (Yin-)Kreis.

Jedes der Fünf Elemente, jede Jahreszeit und jeder Tag in jeder Jahreszeit besitzt Yin- und Yang-Aspekte! Das Gesetz der Fünf Elemente erweitert dieses Raster zu einem bunten Teppich aus Jahreszeiten, Farben, Tönen, Geschmacksqualitäten und Nahrungsmitteln.

Die Elemente und ihre Meridiane

Ich wiederhole es, im Zen-Shiatsu arbeiten wir innerhalb eines symmetrischen Netzes von sechs Yin/Yang-Meridianen oder Ki-Energiekanälen, die den Körper in Längsrichtung wie ein U-Bahnnetz oder Telefonnetz überziehen und auf denen Druck- und Akupunkturpunkte liegen wie U-Bahn-Haltestellen oder Bahnhöfe. Die Meridiane weisen einen Bezug auf zu Anatomie, Physiologie, Psychologie und vielen anderen Bereichen. Die Yin-Meridiane verlaufen von der Erde zum Himmel (von den Füßen zum Kopf) und die Yang-Meridiane vom Himmel zur Erde (vom Kopf zu den Füßen). Zu jedem Element gehört ein Meridianpaar. Bei unserer diagnostischen Arbeit bestimmen wir, welche Meridiane überlastet sind und welchen Energie fehlt und warum. Die Aufgaben der Elemente und ihrer zugehörigen Meridiane beschränken sich jedoch nicht auf die gleichnamigen Organe und Organsysteme. Doch der Unterschied zwischen Yin- und Yang-Organen ist einfach zu erklären: Yin-Organe sind kompakt (Herz, Lunge, Nieren), Yang-Organe sind Hohlorgane und Transportorgane (Dickdarm, Dünndarm, Harnblase). Mit diesem Wissen wollen wir unsere bisherigen Charakteristiken erweitern:

Element:	Holz
Farbe:	grün
Wetter:	Wind
Richtung:	Osten
Meridiane:	Gallenblase **(Yang)**, Leber **(Yin)**
Körperteil:	Muskeln, Sehnen, Gelenke
Sinnesorgan:	Augen
Sinn:	Sehen
Flüssigkeit:	Tränen
Emotion:	Zorn
Verhaltensmuster:	Entscheidungsfreude/Unentschlossenheit/Kontrolle
Geräusch:	Schreien
Geschmack:	sauer

Kurzporträt: Das Element **Holz** bedeutet neues Wachstum und Veränderung und den Ausbruch des Frühlings, was jeweils mit viel Energie und Bewegung verbunden ist. Dieses Element muß untersucht werden, wenn Sie aus heiterem Himmel Heißhunger auf saure Gurken entwickeln oder auffällig viel Grün tragen. Steife, verspannte Muskeln und Gelenke spiegeln auch ein Ungleichgewicht des Elements **Holz** wider, desgleichen übermüdete Augen und Migräne, insbesondere nach zu langer Arbeit am Computer. Der **Gallenblasenmeridian (Yang)** und sein Partner, der **Lebermeridian (Yin)**, steuern nicht nur die Funktionen der entsprechenden Organe, sondern auch die Verteilung und Speicherung von Nahrung im Körper und einiges mehr. Der **Lebermeridian** reguliert außerdem Prostata und Hoden. Im Bereich des Elements **Holz** findet sich viel Testosteron. Es heißt, daß Strafverteidiger 30 Prozent mehr Testosteron produzieren als der amerikanische Durchschnittsmann (*ABC TV News*, 6. Februar 1998). Mit dem Element **Holz** verbinden sich Planungs- und Entscheidungsmaßnahmen bei höheren Angestellten unter starkem Leistungsdruck, die Art, wie Aggressionen und Wutausbrüche **(Leber)** gemeistert werden, und wie jemand mit unterdrücktem schwelenden Zorn **(Gallenblase)** umgeht. Im Bereich des Elements **Holz** begegnen wir zahllosen Wall-Street-Managern, Generälen, Spitzenpolitikern – und Strafverteidigern.

Element:	Feuer:
Farben:	rot, rosa
Wetter:	Hitze
Richtung:	Süden
Meridiane:	Dünndarm **(Yang)**; Herz **(Yin)** **(absolutes Feuer)**
	Dreifacher Erwärmer **(Yang)**; Kreislauf **(Yin)**
	(unterstützendes Feuer)
Körperteil:	Blutgefäße
Sinnesorgan:	Zunge
Sinn:	Sprache
Flüssigkeit:	Schweiß
Emotion:	Freude
Verhaltensmuster:	nervöses Kichern
Geräusch:	Lachen
Geschmack:	bitter

Kurzporträt: Selbstverständlich bedeutet **Feuer** die Freude über glühend heiße Sommertage und leuchtend rote Erdbeeren, das Schlürfen von Campari, während langsam die Sonne untergeht. Lachen und Freude sind gut für das Immunsystem, doch ein Ungleichgewicht des Elements **Feuer** äußert sich, wenn Menschen zwanghaft lachen oder kichern, auch wenn es nichts zu lachen gibt. Ein Ungleichgewicht des Elements **Feuer** erkennt man auch an Sprachstörungen oder wenn jemand keinen Ton herausbringt.

Die beiden **Feuermeridiane** haben unterschiedliche Aufgaben. Im Bereich des **absoluten Feuers** reguliert der **Herzmeridian (Yin)** nicht nur den körperlichen und emotionalen Aspekt Herz, sondern auch die Art und Weise, wie Sie die äußere Welt mit Ihren sämtlichen Sinnen aufnehmen und verarbeiten. Sein Partner ist der **Dünndarmmeridian (Yang)**, er reguliert, wie Sie Ihre Nahrung aufnehmen und verwerten und wie Sie Fakten aufnehmen und verwerten. Wenn Sie sich vor einer Prüfung mit zu vielen Fakten (und schlechtem Essen) vollstopfen, kann das den **Dünndarm** aus dem Takt bringen!

Der Bereich des **unterstützenden Feuers** umfaßt alle Systeme, die Sie schützen. Der **Kreislaufmeridian (Yin)**, der auch **Perikard** genannt wird, schützt das Herz physisch und emotional, reguliert den Kreislauf, das Schlafmuster und die psychologischen Aspekte Ihres persönlichen Lebens und Ihres Sexuallebens. Er gerät aus dem Tritt, wenn Sie gerade eine Scheidung durchfechten. Oft bezeichne ich ihn scherzhaft als »Scheidungsmeridian«.

Sein Partner, der **Dreifache Erwärmer (Yang)**, ist der Thermostat Ihres Körpers. Er kontrolliert außerdem Ihr Lymphsystem und Ihre körpereigene Abwehr. Dieser Meridian hilft Ihnen, sich an Veränderungen anzupassen, speziell bei Fernreisen und bei Reisen durch verschiedene Klima- oder Zeitzonen. Der **Dreifache Erwärmer** ist mein Lieblingsmeridian für Flugreisen, weil er dem Jetlag vorbeugen hilft. Ich nenne ihn daher zum Spaß »Reisemeridian«.

Element:	Erde
Farben:	gelb, orange, braun, khaki, gold
Wetter:	feuchte Hitze, Schwüle
Richtung:	Mitte
Meridiane:	Magen **(Yang)**, Milz-Pankreas **(Yin)**
Körperteil:	»Fleisch«
Sinnesorgan:	Mund
Sinn:	Geschmack
Flüssigkeit:	Speichel
Emotion:	Mitgefühl, Besorgnis
Verhaltensmuster:	zwanghaft, erdrückend, überängstlich
Geräusch:	Singen
Geschmack:	süß

Kurzporträt: Das Element **Erde** umfaßt Ernährung und Verdauung, Hegen und Pflegen, Fortpflanzung, den Menstruationszyklus und Stimmungsschwankungen. Das Element ist auch bei massiven Eßstörungen involviert (Bulimie und Anorexie). Im zyklischen Geschehen jedoch bezieht es sich auf jene Augenblicke, in denen es Sie nach Süßigkeiten gelüstet. Erde bedeutet ferner Mitleid und Mitgefühl, birgt aber auch hier die Gefahr des übertriebenen Behütens und Erdrückens. Der **Magenmeridian (Yang)** reguliert nicht nur den Magen, sondern auch die Speiseröhre sowie die Funktion der Gebärmutter, der Brüste und der Milchbildung. Tatsächlich verläuft der Magenmeridian entlang der Milchleiste, die bei Säugetieren die Zitzen miteinander verbindet, die man bei Hündinnen oder Katzen nach dem Werfen, wenn sie ihre Jungen säugen, sehr leicht erkennen kann. Der **Milz-Pankreas-Meridian (Yin)** reguliert nicht nur die Funktion von Milz und Pankreas und die Verdauungssäfte, sondern auch die Eierstöcke. Dieser Meridian verläuft außerdem durch den oberen äußeren Quadranten der Brüste, wo Tumoren am häufigsten auftreten, er spielt also auch eine Rolle bei der Funktion der Brustdrüsen. Der **Milz-Pankreas-Meridian** kontrolliert außerdem das Gedächtnis und das Denken. Zu ausgiebiges Studieren und zuwenig körperliche Bewegung bringen diesen Meridian aus dem Gleichgewicht, ebenso wie Zwangsvorstellungen oder fixe Ideen, wenn jemand beispielsweise einen »Spleen« (interessanterweise das englische Wort für »Milz«) oder »Fimmel« hat.

Element:	Metall
Farben:	weiß, grau
Wetter:	Trockenheit
Richtung:	Westen
Meridiane:	Dickdarm **(Yang)**, Lunge **(Yin)**
Körperteil:	Haut
Sinnesorgan:	Nase
Sinn:	Geruch
Flüssigkeit:	Schleim
Emotion:	Traurigkeit, Melancholie
Verhaltensmuster:	Verleugnung
Geräusch:	Weinen
Geschmack:	scharf

Kurzporträt: Das Element **Metall** steht mit dem Atem und eventuellen Blockierungen, den Eintrittspunkten von frischem Ki in den Körper über den **Lungenmeridian (Yin)**, und mit den Austrittspunkten von verbrauchtem Ki und Abfallstoffen über den **Dickdarmmeridian (Yang)** in Beziehung, Kurz, es handelt sich um die »Türhüter- und Müllabfuhrmeridiane«. Das Element **Metall** spiegelt Ihre Fähigkeit, durch die Nase und die Haut Ki einzuatmen, Ihr ganzes Wesen und Ihre Fähigkeit, alle Abfälle – körperliche wie emotionale –, alles verbrauchte Ki auszuscheiden. Ihr Schniefen, Ihre verstopfte Nase und Ihre Atembeschwerden, Ihre Verstopfung und Ihre Hauptprobleme spiegeln ein Ungleichgewicht des Elements **Metall**, ebenso wie der innere Zwang, Weiß zu tragen oder zu meiden. Erinnern Sie sich an die Heulsuse in der Schule, die immer eine verstopfte Nase hatte oder ständig erkältet zu sein schien und überall im Klassenzimmer ihre feuchten Taschentücher fallen ließ? Auch eine plötzliche Gier nach einem Currygericht zum Abendessen oder sonstigen scharfen oder würzigen Lebensmitteln, etwa Senf, ist charakteristisch für **Metall**. Viele Depressive erleben ein Gefühl des Abgeschnittenseins in der Phase **Metall**, sie atmen flach, haben Gefühlsstörungen, verschließen sich, leiden monatelang unter chronischer, unerklärlicher Traurigkeit. Heftige Trauer nach dem Verlust eines geliebten Menschen beeinträchtigt das Element **Metall**.

Element:	Wasser
Farben:	blau, schwarz
Wetter:	Kälte
Richtung:	Norden
Meridiane:	Harnblase **(Yang)**, Niere **(Yin)**
Körperteil:	Knochen
Sinnesorgan:	Ohren
Sinn:	Gehör
Flüssigkeit:	Urin
Emotion:	Angst, Verfolgungswahn
Verhaltensmuster:	Zittern
Geräusch:	Stöhnen
Geschmack:	salzig

Kurzporträt: Das Element **Wasser** steht in Beziehung mit der Verwertung und Ausscheidung von Flüssigkeiten über die Funktion des **Nierenmeridians (Yin)** und seines Partners, des **Blasenmeridians (Yang)** sowie der zugeordneten Organe. Der **Nierenmeridian** steuert aber auch die Phasen des Wachstums, der Reife und des allmählichen Abbaus in Ihrem Leben, von der Pubertät bis zur Menopause. Das Element **Wasser** reguliert Ihr inneres Gefüge, Ihren Kern, in einem wörtlichen und metaphorischen Sinn Ihre Struktur, Ihr Knochengerüst, desgleichen Ihre Zähne. Der **Blasenmeridian** kontrolliert durch seine Lage das Rückgrat und das vegetative Nervensystem, so daß man diesen Meridian bearbeiten wird, um jemanden zu beruhigen. Der **Nierenmeridian** enthält außerdem Ihre ererbte, vorgeburtliche Energie. Das Element **Wasser** hat ferner mit Ihrem Gleichgewichtssinn zu tun, mit Ihrer Fähigkeit, Kälte zu vertragen, mit plötzlich auftretenden oder wiederholten Hörproblemen, Schwindel und zwanghaftem Tragen von Schwarz. Ein Ungleichgewicht des Elements **Wasser** zeigt sich in dunklen Ringen unter den Augen und plötzlichen unerklärlichen Anwandlungen von Furcht oder Verfolgungswahn. Das Element **Wasser** ist auch beteiligt, wenn Sie an manchen Tagen unbedingt salzige Chips, Sushi oder Bückling essen müssen!

Während wir nacheinander die oben besprochenen Elemente und ihre zugehörigen Meridiane untersuchen, müssen wir bedenken, daß wir es stets mit einer Bewegungsfolge oder Zyklen von einem Element zum nächsten zu tun haben. Die Meridiane selbst baumeln nicht wie Spaghetti lose im Körper herum. Die Ki-Energie fließt von einem Meridian zum nächsten und versetzt sie in Schwingungen unterschiedlicher Frequenz. Der Körper stellt also quasi ein Orchester von Ki dar, das Yin- und Yang-Melodien spielt.

Dimensionen von Ki

Ki (oder **Chi** oder **Qi** im Chinesischen) ist Ihre Lebenskraft, Ihre Energie oder »Batterie«. Ki macht – wie bereits gesagt – den Unterschied zwischen Ihnen und einem T-Bone-Steak aus. In den Sprachen westlicher Länder gibt es keine einfache, treffende Übersetzung für »Ki«. Es bedeutet jedenfalls mehr als bloß »Energie«.

Ki ist die Grundwährung der fernöstlichen Philosophie, Bewegung, Harmonisierung und Medizin. Krankheiten und Unpäßlichkeiten werden als Ungleichgewicht von Ki angesprochen und behandelt, nachdem die Dia-

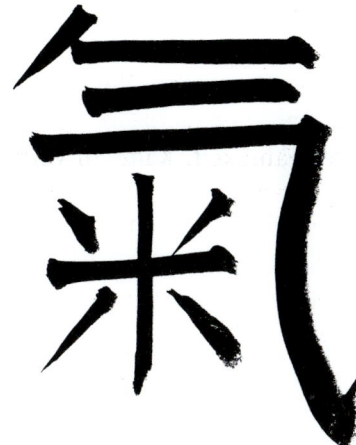

Das chinesische Schriftzeichen für Ki. Chi, Qi sind lediglich andere Schreibweisen. (Kalligraphie © Dr. He Yan Wu)

gnose einen Leere- oder Fülle-Zustand erbracht hat. Die Behandlung soll die Harmonie wiederherstellen; bei der Akupunktur wird dies erreicht, indem man bestimmte Punkte nadelt; beim Zen-Shiatsu durch eine Kombination von Dehnung und gezieltem Fingerdruck auf bestimmte diagnostisch ermittelte Punkte an mindestens zwei der zwölf Meridiane.

Diejenigen von uns, die im Westen aufgewachsen sind, müssen sich die Vorstellung über Ki und Yin und Yang zu eigen machen, wenn sie die fernöstliche Medizin studieren. Wir begegnen diesen Ideen mit einer Ehrfucht, über die unsere asiatischen Kollegen oft schmunzeln. Im Fernen Osten gehören Vokabeln wie »Yin« und »Yang« und »Ki« zur Umgangssprache, zum ganz normalen Wortschatz im Alltag. Laut Dr. Jamie Wu, einem meiner Kollegen und Freunde an der *Academy of Oriental Medicine* in Austin, benutzen sogar Kinder Wörter wie »Yin« und »Yang«, um einen überdeckten oder offenen Graben zu beschreiben.

Wie befindet sich Ihr Ki?

Im Japanischen taucht der Begriff »Ki« in unzähligen Zusammenhängen auf. Achten Sie auf die Sprache, wenn Sie sich das nächste Mal einen japanischen Film ansehen. Sogar Änderungen des Wetters werden in Begriffen von Ki beschrieben. Hier einige weitere Beispiele:

Wie geht es Ihnen? = *genki desuka*
Bleiben Sie gesund = *genki-de*
Ich liebe dich = *daisuki*
Krankheit = *byoki* (wörtlich: »leidendes« Ki)
jähzornig = *ki no hayai*
sich sträuben (etwas zu tun) = *ki ga susumanai*
sich sorgen um = *ki ni naru*
mit jm./etw. zufrieden sein = *ki ni iru*

Eine meiner früheren Schülerinnen, April Chang aus Taiwan, mokierte sich eines Tages: »Ich versteh nicht, warum du so ein Getue um das Ki machst, Pam. Bei uns ist das so alltäglich wie Sojasauce.«

Es lohnt sich, über die historischen Feinheiten nachzudenken, die mit *Xue* verbunden sind, dem chinesischen Schriftzeichen für einen Akupunkturpunkt. In ihrem Buch *Hara Diagnosis: Reflections on the Sea* weisen Matsumoto und Birch darauf hin, daß *Xue* in den klassischen Texten tatsächlich ein Grab oder eine Höhle bezeichnete, bis die modernere Bedeutung »Grube« oder »Loch« aufkam. Um die Seelenwanderung zu erleichtern, bestimmten in der Zeit vor der Han-Dynastie Geomantiker anhand der Lage der umgebenden Hügel und Flüsse, wo Gräber angelegt werden durften, damit ein harmonisches Miteinander von himmlischen und irdischen Energien gewährleistet wäre. Im Westen ist die chinesische Variante der Geomantie besser unter dem Begriff *Feng Shui* bekannt.

Die traditionelle chinesische und japanische Medizin haben eine ähnliche poetische Auffassung von der Landschaft des Körpers. Nach dem historischen Verständnis des Schriftzeichens *Xue* besitzt ein Akupunkturpunkt (oder Druckpunkt) mehr Resonanz und Tiefe (wörtlich), als die unzulängliche westliche Übersetzung »Punkt« ausdrückt; das läßt sich auch nicht an den lyrischen Bezeichnungen für die Punkte, beispielsweise »Frühlingserwachen« oder »Sonne und Mond«, ablesen.

Die japanische Bezeichnung für den Druckpunkt lautet *tsubo*. Das Schriftzeichen impliziert auch Tiefe, im Sinne von »Erdgeschoß« und dem »Kellergeschoß« darunter. *Tsubo* bedeutet aber auch »Gefäß« im Japanischen. Zu Beginn meiner Ausbildung in Zen-Shiatsu lernten wir, daß die zarte senkrechte Anwendung von Ki-Druck auf einen *Tsubo* in die Tiefe wirkt und eine Ausdehnung des Ki herbeiführt, als würde es in die Rundung eines Gefäßes hinabsinken. Mit dieser Metapher im Sinn wird die Vorstellung von der Umwandlung des Ki dreidimensional.

Die Grundausbildung in Zen-Shiatsu betont auch, daß die Ki-Energie ständig fließt – in unserem Körper ebenso wie in unserer Umgebung. Durch die Verwendung lichtdurchlässiger Materialien, wie beim traditionellen japanischen *Shoji* (Wandschirm), übertragen sich feine Verschiebungen der Lichtverhältnisse und Strukturen vom frühen Morgen bis zur Abenddämmerung – eine ständige philosophische Erinnerung an den Wandel des Ki. Dies steht in deutlichem Gegensatz zu den Ländern, in denen schwere Vorhänge üblich sind, so daß man nicht weiß, ob es 9 Uhr in der Frühe oder 9 Uhr abends ist.

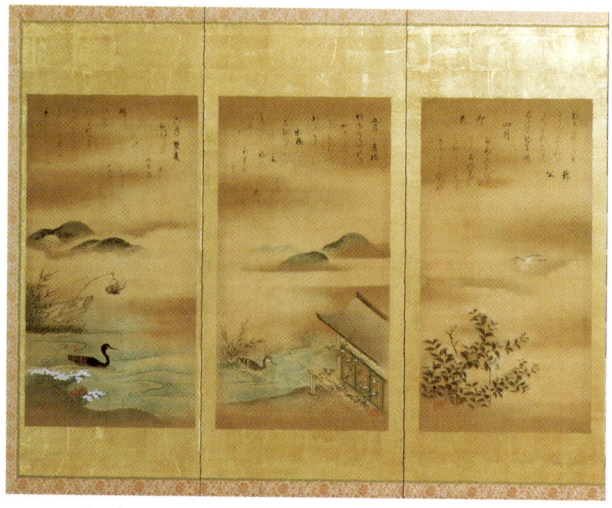

Juni   Mai   April

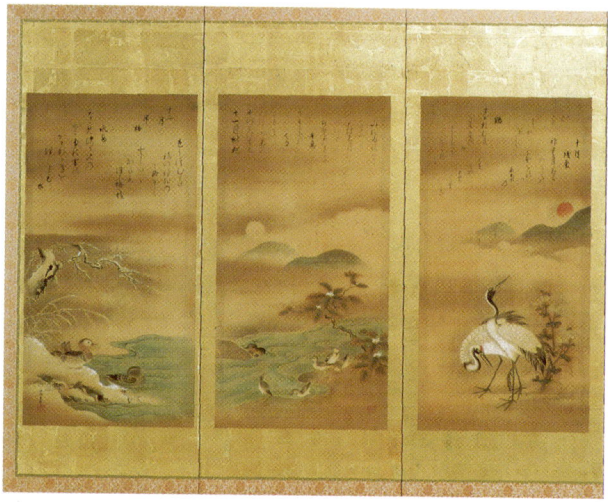

Dezember   November   Oktober

Zwei sechsteilige Wandschirme von Yamamoto Soken (Hauptschaffenszeit 1683–1706) mit dem Titel »Blumen und Vögel der zwölf Monate«. Die Wandschirme sind von rechts nach links zu betrachten; sie wurden lediglich reprotechnisch für die Wiedergabe in diesem Buch geteilt. (© Asian Art Museum of San Francisco)

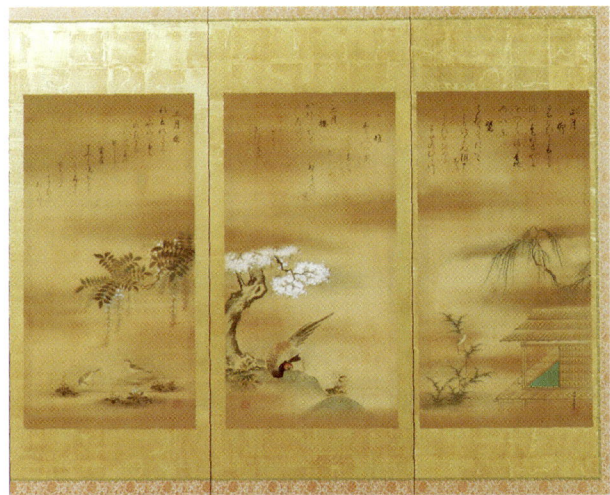

| März | Februar | Januar |

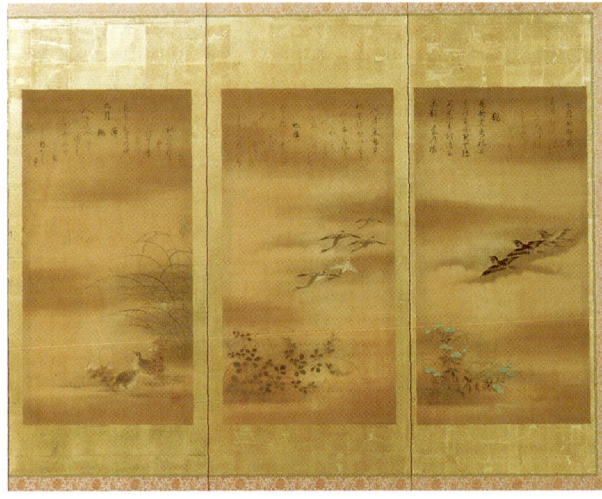

| September | August | Juli |

Jedes Teilbild ist einem Monat gewidmet und zeigt eine Pflanze und ein Tier, die mit ihm in enger Beziehung stehen, im Februar zum Beispiel einen Pfau und einen blühenden Kirschbaum. Außerdem gehören zu jeder Bildeinheit zwei thematisch passende Gedichte.

Die japanische Sitte, ausgiebige heiße Bäder in Badezimmern zu nehmen, die sich zu einem herrlichen Garten hin öffnen, betont das meditative Gewahrwerden des sich wandelnden Ki, das sich in den jahreszeitlichen Verschiebungen der Fünf Elemente äußert. Man wäscht und schrubbt sich nicht während des heißen Bades, sondern *vorher,* um die meditative Qualität des Rituals zu verstärken. Auch Menschen in westlichen Ländern, die die Möglichkeit haben, sich einen Heißwasserzuber (»jacuzzi«) im Garten oder auf der Terrasse zu installieren, können solche meditativen Erfahrungen machen, sofern sie ihren Zuber ganzjährig benutzen.

In dichtbesiedelten städtischen Wohngebieten (sei es in Tokio, London, Berlin oder New York) wird sich selten der Luxus eines Bades mit Garten finden, es sei denn, Sie können es sich leisten, in einem Penthouse zu wohnen. Die meisten von uns begnügen sich damit, im winzigen Badezimmer hübsche Farnpflanzen aufzuhängen. Einige westliche Architekten, die bei ihren Planungen die Natur miteinbeziehen, gestalten hinreißend kühne Beispiele beim Entwurf ihrer eigenen Häuser. Der Schweizer Architekt André Studer (ein Freund des verstorbenen Frank Lloyd Wright) baute sich in der Nähe von Zürich ein Haus, das wie ein umbauter Garten wirkt. Das liegt nicht nur an den vielen Glasflächen, der Weitläufigkeit, den schrägen Decken, den Oberlichtern und dem Naturholz. Das Haus ist tatsächlich als Landschaft *um die Natur herum* gestaltet (statt umgekehrt), mit ungewöhnlichen Proportionen und unkonventionellen Aufenthaltsräumen mit Bäumen und Blumenbeeten, die das Gefühl vermitteln, im Freien oder in einem Baumhaus zu wohnen. Natürlich schützen eine Zentralheizung und ein riesiger Ofen, wie sie in vielen alten Schweizer Bauernhäusern stehen, gegen winterliche Kälte. Studers Entwürfe folgen harmonischen Prinzipien wie das Musikstück eines Komponisten. Deshalb sind seine Bauten auch wegen ihrer wunderbaren Akustik berühmt, etwa die von ihm entworfene katholische Kirche in Kilchberg nahe dem Zürichsee.

In vielen traditionellen japanischen Kunstformen kehren jahreszeitliche Symbole wieder, wofür die dekorativen faltbaren Wandschirme aus der Edo-Periode (17.–18. Jh.) prachtvolle Beispiele sind. Die Wandschirme, die ich in der Dauerausstellung des Asian Art Museums in San Francisco gesehen habe, haben ein phantastisches Format: Das Auge wird in einer anmutigen Bewegung von einer Jahreszeit in die nächste geführt, durch Szenen aus dem bäuerlichen Leben oder Symbole der Jahreszeiten, wie Pflaumenblüten und Waldsänger für den Frühling oder Klee und Wildgänse für den Herbst.

Das Solarhaus des Florentiner Architekten Renato Severino, das in Connecticut, USA, mit Blick über die Long-Island-Bucht erbaut wurde, ist voller Fenster, Lichtschächte und verspiegelter Oberflächen. Seine Familie solle den Lauf der Gestirne verfolgen und selbst einen Sturm schön finden können, erzählte er mir, als ich ihn für mein Buch *Decoration and Design for the 80's* vor einigen Jahren in New York interviewte. (Ein Bild von einem typischen Raum in seinem Haus finden Sie auf Seite 117.)

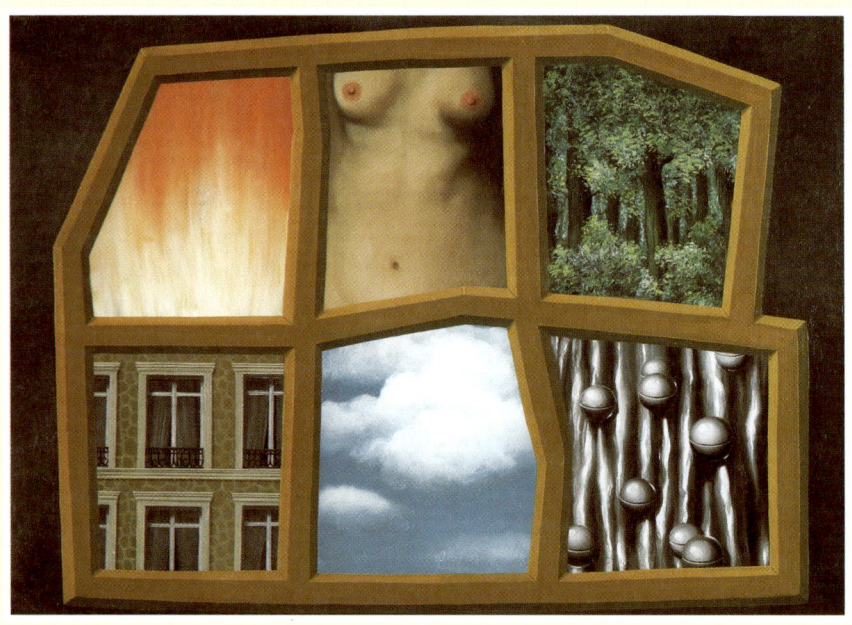

The Six Elements, die sechs Elemente, betitelte René Magritte dieses Werk. Es zeigt Feuer (Flammen), Erde (weiblicher Torso), Holz (Wald), Wasser (Fenster), Luft (Himmel) und Metall (Schellen). (© Philadelphia Museum of Art)

Kapitel 4

Die Fünf Elemente am eigenen Leib erleben

Unterricht in Theorie und Praxis

Vor ein paar Jahren betrat ich einen Unterrichtsraum, in dem ein Kollege gerade einen Kurs über die Fünf Elemente gegeben hatte. Das Diagramm auf der Tafel war mit weißer Kreide gekritzelt und sah aus wie Rührei. Wenn ich mir schon nichts darunter vorstellen konnte, wie sollten die Schülerinnen und Schüler das je verstehen? Ich stand da und überlegte, wie die Kursteilnehmer meine eigenen Diagramme begriffen haben mochten. Seither benutze ich stets Kreiden in den Farben der Fünf Elemente.

Durch Elli Mann-Langhofs Schule für Shiatsu in Berlin angeregt, fordere ich meine Schülerinnen außerdem auf, zu den Unterrichtsstunden jeweils die Farben des Elements zu tragen, mit dem wir uns gerade beschäftigen. Das macht großen Spaß und ist sehr lehrreich. Die Schülerinnen können ihre Reaktionen auf die Farben mit Vorlieben und Abneigungen in Beziehung setzen und erfahren, warum sie eine bestimmte Farbe vorziehen und andere meiden. Wir haben festgestellt, auf welche Weise die Farben gewissermaßen spontan Stimmungen, Gefühle und Diskussionen zum jeweiligen Element hervorrufen.

Am Tag des Elements **Holz** (Frühling) kommen die Schülerinnen knackig frisch in verschiedene Grüntöne gekleidet. Ruhelos und zappelig bewegen sie sich durch den Raum. Trägt jemand Olivgrün, sind einige gleich dabei, über militaristische Zusammenhänge mit dem Element Holz zu spotten.

Am Tag des Elements **Feuer** (Sommer) sind sie in flammende Rottöne gekleidet und schwitzen leicht; sie sind gesprächig und machen Lärm, reißen die Fenster auf und fächeln sich Luft zu. Sie gehen untereinander auf Distanz, um die Hitze und die Intensität etwas zu dämpfen. Ist die Gruppe groß und der Platz knapp, dann scheinen die Schülerinnen fast voneinander abzuprallen. Es kommt leicht zu Streit.

Am Tag des Elements **Erde** (Spätsommer) spiegeln sie die Erntezeit in allen Schattierungen von Gelb, Gold, Braun und Orange. Mit den Farben scheint das Licht zu flimmern. Sie werden fürsorglich, nachdenklich und gehen mehr aufeinander ein.

Am Tag des Elements **Metall** (Herbst) wirken die Schülerinnen nüchtern in ihrer weißen oder grauen Kleidung, streng und formell. Sie sind ruhig und distanziert. Ein melancholisches Gefühl des Verlusts liegt in der Luft. Sie blicken schwermütig aus dem Fenster auf die kahlen Bäume. Der Winter kündigt sich an. Sie frösteln, holen die warmen Pullover heraus und drehen die Heizung auf.

Am Tag des Elements **Wasser** (Winter) tragen sie düsteres Schwarz und Dunkelblau und drängen sich wie der Chor in einer griechischen Tragödie auf dem Boden zusammen. Ich frage mich dann, ob dies noch dieselbe Gruppe ist, die am Tag des Elements Feuer den Kursraum mit ihrer sprühenden Energie füllte. Der Raum wirkt halb leer. Manche finden die Atmosphäre deprimierend, beängstigend. Einige versinken in düstere Stimmung. Erinnerungen steigen aus der Tiefe empor. Alle möchten früh nach Hause gehen.

In Europa zünden wir bei den Wochenendkursen über die Fünf Elemente Kerzen in den Farben des jeweiligen Elements an, breiten farbige Tücher aus, auf denen wir CDs, Kunstgegenstände, Bücher, Gedichte, Photos, Nahrungsmittel, Früchte, Blumen und andere Dinge arrangieren, um den sinnlichen und kulturellen Aspekt eines jeden Elements auszudrücken.

Am Tag des Elements **Feuer** hören wir Flamenco-, Tango- und Salsa-CDs. Das Element **Holz** verbinden wir mit Mozarts Klarinetten- und Oboen-Konzerten. Während ich in Berlin unterrichtete, benutzte ich an einem der Tage des Elements **Metall** CDs mit Musik von klassischen Saiteninstrumenten aus Mali und Liedern der Grubenarbeiter aus dem Kupfergürtel von Sambia. Am Tag des Elements **Erde** spielte ich nach einem Aufenthalt in Costa Rica Kassetten mit Geräuschen aus dem Regenwald. Am Tag des Elements **Wasser** lauschten wir den Klängen des Ozeans und dem schwermütigen Gesang der Wale.

Ich ermuntere meine Schülerinnen, in ihren Lehrbüchern, für ihre Notizen, Schemata und diagnostischen Diagramme Kugelschreiber oder Textmarker in den Farben der Fünf Elemente zu verwenden. Dies ist nicht nur ein wunderbares Mittel, um den Geist zu schulen, sondern trägt auch dazu bei, die diagnostischen Fähigkeiten zu verfeinern, und es macht das

Lernen viel vergnüglicher. Es regt die Schülerinnen außerdem dazu an, sehr genau auf die Farben zu achten, die ihre Patienten tragen, und zwar nicht einfach pauschal auf Vorlieben und Abneigungen, sondern auf die Farbkombinationen bei Hose, Rock, Pullover, Mantel – und Accessoires. »Wenn Patienten mit Durchblutungsstörungen zu euch kommen«, erkläre ich ihnen, »dann achtet vor allem darauf, welche Farben sie für Handschuhe, Socken und Schals wählen. Redet ihnen Blau oder Schwarz aus, und empfehlt ihnen, mehr Rot zu tragen.« Aber auch: »Wenn der Patient hohen Blutdruck hat, ratet ihm ab, zuviel Rot zu tragen, und bestärkt ihn zu mehr Blau. Bei zu niedrigem Blutdruck ratet von Blau ab und statt dessen zu Rot. Achtet auf allgemeine Vorlieben für Farben, und hakt bei einer plötzlichen Veränderung nach. Falls jemand niemals Gelb trägt und plötzlich im kanariengelben Outfit daherkommt, findet heraus, ob er unter Verdauungsbeschwerden leidet.«

Kleine Zeichen haben mitunter große Bedeutung

Ebenso kann es weiterführen, wenn Sie lernen, Änderungen des Teints entsprechend den Fünf Elementen wahrzunehmen – was natürlich eine Kunst ist, wenn man mit Menschen unterschiedlichster Hauttypen und ethnischer Herkunft zu tun hat. Dr. Jamie Wu, vormals Professor und Erster Akupunkteur am Chengdu-Lehrkrankenhaus in China, weist auf die Herausforderung hin, welche die 56 verschiedenen ethnischen Gruppen in China darstellen!

Allgemein ist festzustellen, daß dunkle Ringe unter den Augen auf Funktionsstörungen der Nieren (**Wasser**), Erschöpfungssyndrom, Schlafmangel sowie auf eine Unfähigkeit hinweisen können, das konstitutionelle Yin durch Schlaf und Ruhe wiederaufzufüllen. Dr. Wu ermahnt seine Schüler außerdem, auf eine gelblich-grüne Hauttönung zu achten, die auf Gelbsucht oder andere Erkrankungen der Leber hinweisen kann, oder eine starke Rötung bei Herzleiden (und wenn der rötliche Hautton in Schwarz übergeht, an einen möglichen Notfall zu denken, denn »**Wasser** dominiert **Feuer**«). Das Äquivalent in der westlichen Medizin wären wahrscheinlich blaue Lippen.

Wenn beim Husten salzig schmeckender Schleim produziert wird, könnten die Nieren (**Wasser**) die Ursache sein; ist der Schleim säuerlich, sollte die Leber untersucht werden (**Holz**). Ein bitterer Geschmack an der Zungenspitze (**Feuer**) kann mit Schlafmangel zusammenhängen.

Ungewöhnliche Diagnosehilfen

Mein Kollege Matthias Wieck, der eine Praxis für Shiatsu und Akupunktur in Berlin betreibt, hat ein einzigartiges Fünf-Elemente-Diagnostikum entwickelt: Er legt eine Stapel Decken in den Farben der Fünf Elemente auf den Boden und fordert seine Patienten auf, eine Decke in einer ihnen genehmen Farbe für die Matte zu wählen. Im Lauf der Jahre stellte er fest, daß die Patienten, die ständig unter Rückenschmerzen leiden, blaue Laken wählen (das Element **Wasser** hängt häufig mit Rückenbeschwerden zusammen). Einigermaßen skeptisch erklärte ich mich in Berlin bereit, einen Tag lang mit seiner Theorie zu arbeiten. Und siehe da: Nicht weniger als fünf von sechs Patienten entschieden sich für Farben, die mit ihren Beschwerden in Beziehung standen:

- Kreislaufbeschwerden   –   Rosa (**Feuer**)
- Rückenschmerzen   –   Blau (**Wasser**)
- Verdauungsbeschwerden   –   Gelb (**Erde**)
- Schmerzende Sehnen und Gelenke –   Grün (**Holz**)
- Asthma   –   Weiß (**Metall**)

Ich war so fasziniert, daß ich beschloß, das Experiment nach meiner Rückkehr in die USA auszudehnen. Ich drückte Patienten eine Schachtel Buntstifte in die Hand und bat sie, mit einem beliebigen Stift die Zonen ihrer akuten oder chronischen Schmerzen auf einem Körperschema auszumalen oder zu schraffieren. Ich habe festgestellt, daß sie meist Rot für akute und Blau für chronische Schmerzen benutzen. Darüber hinaus wählen sie aber oft Farben, die tatsächlich ihren Problemmeridianen entsprechen (selbst wenn sie den Zusammenhang überhaupt nicht kennen), etwa Grün bei Beschwerden in den Schultern und Gelb bei Verdauungsproblemen.

Ich heftete auch eine Meridiankarte an eine Pinwand und legte wahllos verschiedenfarbige Stecknadeln darunter. Dann forderte ich meine Patienten auf, die Nadeln linienförmig oder flächenhaft auf der Meridiantafel anzubringen, um mir den Sitz ihrer akuten oder chronischen Schmerzen anzuzeigen. Dies half einerseits den Patienten, ihre Schmerzen und die Zonen der Verspannung in einer Weise darzustellen, die sie sehr aufschlußreich fanden. Andererseits gab mir die Nadelfarbe, die sie für bestimmte Druckpunkte und Meridiane wählten, aber auch Hinweise auf Ursachen und Umstände ihrer Beschwerden entsprechend den Fünf Elementen.

Ich entsinne mich einer Patientin mit rheumatoider Arthritis, die mich sechs Monate lang regelmäßig konsultierte. Eines Tages steckte sie auf der Tafel grüne Nadeln **(Holz)** in die Gelenke, die ihr am heftigsten wehtaten. Daraufhin sprachen wir über das Thema unterdrückter Ärger. Sehr offen gestand sie, daß sie immer noch sehr verärgert über einige frühere Kolleginnen war, die sie ganz offensichtlich übel behandelt hatten. »Aber Sie lassen zu, daß diese Leute in Ihren Gelenken hocken«, sagte ich, und sie stimmte dem zu. Ich brachte ihr dann einige Ki-Übungen bei, mit denen gestaute Energie aus den Gelenken ausgeleitet werden kann. Diese fließenden Bewegungsübungen konnte sie leicht zu Hause machen. Die Patientin empfand sie als äußerst wohltuend, zumal sie keine Schmerzen verursachten und nur kleine Bewegungen erforderten.

Eine andere Patientin wurde eines Nachmittags sehr nachdenklich, nachdem sie blaue Nadeln **(Wasser)** auf die Tafel gesteckt hatte, um den Sitz ihrer Kreuzschmerzen zu markieren. »Ich weiß nicht, ob es einen Zusammenhang gibt«, sagt sie, »aber mir fiel gerade ein Traum ein, der mich in meiner Kindheit immer wieder heimsuchte. In diesem Traum stach mein Bruder mich ständig in die Nieren. Als Kind hatte ich wahnsinnige Angst vor ihm, aber das hat sich dann verloren«, meinte sie achselzuckend. »Keine große Sache. Doch ich glaube, jetzt verstehe ich, warum ich anscheinend bis heute keine Beziehung zu meinem Kreuz hatte.«

Farben sehen und empfinden

Physiker, Philosophen und Künstler tragen jeweils auf ihre Weise zu unserem Verständnis von Farben bei: wie sie wirken, wie wir sie wahrnehmen und wie wir emotional auf Farben reagieren.

Im späten 17. Jahrhundert lenkte Sir Isaac Newton einen Lichtstrahl durch ein Prisma. Der Lichtstrahl wurde in ein herrliches Spektrum von Farben gebrochen. Newton lenkte dieses farbige Strahlenbündel durch ein zweites Prisma – und erhielt Licht. Newton glaubte, das Licht bewege sich auf einer geraden Linie. Andere Physiker analysierten Licht und erkannten, daß es sich aus verschieden langen Wellen zusammensetzt. Einstein versöhnte beide Hypothesen, indem er das Licht als »Energiepäckchen« oder »Photonen« beschrieb, die sich als Wellen linear fortpflanzten. Newton setzte außerdem verschiedene Farben in Beziehung zu Noten der diatonischen Tonleiter:

F = Grün, C = Rot, G = Blau, D = Orange
A = Indigo, E = Gelb, B = Violett

Als Naturwissenschaftler, Dichter und Denker brachte Goethe die Puristen unter den Physikern in Harnisch, als er in seiner berühmten *Farbenlehre* behauptete, daß »optische Illusion optische Wahrheit« sei. Dazu äußerte sich Dr. Hubert Berens, Mathematikprofessor an der Universität Erlangen-Nürnberg, mir gegenüber: »Goethe betrachtete die *Farbenlehre* nicht aus einer physikalischen Perspektive, sondern von einem physiologischen Standpunkt aus.«

Aufgrund seiner Beobachtungen über Schatten und Nachbilder und das Phänomen der Komplementärfarben dürfte sich Goethe im Atelier eines Malers heimischer gefühlt haben als in einem physikalischen Laboratorium seiner Zeit. Es stimmt ja, daß wir angesichts eines Lieblingsgemäldes spontan reagieren, und das ist Goethes Standpunkt. Unsere Reaktion auf den nach Interpretation verlangenden Surrealismus eines Dali oder auf Gauguins farbenprächtige, sinnliche Darstellung tahitianischer Frauen und Blumen kann sehr verschieden sein von derjenigen beim Anblick weichgezeichneter Heuhaufen in einem Gemälde von Monet. Aber außer für eine wissenschaftliche Untersuchung würden wir uns vermutlich kaum hinstellen und uns vorzustellen versuchen, wie der Künstler mit verschiedenen Farben, Farbtönen und Texturen spielte, um diese Gesamtwirkung zu erzielen.

Eine Welt ohne Farben

Für uns sind Farben etwas Selbstverständliches. Sie sind Teil unserer Umwelt, von Kunst, Graphik, Farbkopien, Farbfernsehern und von Windows '98. Wie leicht vergessen wir, daß die herausragenden Künstler der Italienischen Renaissance, Leonardo da Vinci und Michelangelo Buonarotti, kämpfen mußten, damit die Maler die gleiche Anerkennung erhielten wie Mathematiker und Baumeister. Schließlich galten diese Maler ja als vergammelte Künstler, die mit schmutzigen Händen und fleckigem Gewand herumhingen!

In ihrem Buch *Techniques of the Impressionists* erinnert Anthea Callen daran, daß Farbigkeit als vulgär galt. Farbe bedeutete Natur und nackte Sinne. Den Impressionisten, die mit einer Fülle von leuchtenden und pastellfarbenen Tönen und Techniken experimentierten, verdanken wir, daß diese klassische Auffassung gesprengt wurde.

Die Farbwahrnehmung ist ein sehr individueller ständiger Dialog zwischen Künstler und sichtbarer Welt, Künstler und Leinwand, Leinwand und Betrachter. Aber auch sehbehinderte Menschen entwickeln einzigartige Beziehungen zu Farben, aus denen wir, die wir unser Farbensehen für ganz selbstverständlich halten, einiges lernen können. Frances Futterman, Initiatorin des Achromatopsie-Netzwerks in Berkeley, Kalifornien, das sich um Personen kümmert, die wie sie völlig farbenblind sind, hat außergewöhnliche Fähigkeiten entwickelt, Sehbehinderte mit Hilfe ihrer persönlichen Erfahrung und wissenschaftlichen Materials zu schulen und zu rehabilitieren. (Oliver Sacks beschreibt dies glänzend in seinem Buch *Die Insel der Farbenblinden.*) Als ich sie zu Hause in Berkeley anrief, erzählte sie mir, sie habe einen ausgeprägten Geruchs- und Geschmackssinn, und fügte hinzu: »Ich bin eine gute Köchin und eine anspruchsvolle Esserin!«

Frau Futterman betonte sogleich den Unterschied zwischen ihrer ange-
borenen (auf einem Netzhautdefekt beruhenden) Achromatopsie und der
erworbenen (zerebralen) Achromatopsie des Malers, den Oliver Sacks in
seinem Buch *Eine Anthropologin auf dem Mars* beschreibt. Die retinale
Achromatopsie beruht auf dem Ausfall jener Photorezeptoren (Zapfen) in
der Netzhaut, die für drei verschiedene Sehleistungen erforderlich sind:
Farbensehen, Tagsehen und Sehschärfe. Die zerebrale Achromatopsie
hingegen wird durch einen Schaden im Gehirn hervorgerufen.

Infolge seines (erhaltengebliebenen) Farbgedächtnisses beschrieb der farbenblinde Maler seine Welt als Abstufungen von Schwarz, Grau und
Weiß. Wie die Menschen, die ebenfalls von Geburt an farbenblind sind,
kann Frau Futterman Farben nicht »sehen«, erklärt aber ergänzend, »farbenblind zu sein ist unser geringstes Problem«. Sie hebt die extreme
Lichtempfindlichkeit hervor, vor allem bei Tage, mit den dramatischen
Änderungen der Sehkraft, wenn man sich von einer Stelle zu einer anderen fortbewegt. Das Nachtsehen ist etwas angenehmer, die Sehschärfe
besser.

Therapien, wie zum Beispiel die Bioenergetik, bringen ihren Augen
»Energie« und eine erhöhte Empfindlichkeit für die Schwingungen von
Farben, speziell für Rot, Orange und Gelb. Auf Seminaren, bei denen die
Teilnehmer aufgefordert wurden, sich auf eine Farbe zu konzentrieren
oder über sie zu meditieren, würde sie vertraute Dinge wählen, etwa Blut
für Rot oder Butter für Gelb.

Ich kenne eine andere farbenblinde Person, die sehr gut auf Brillen
mit rot eingefärbten Gläsern reagiert. Zwar kann sie nicht wirklich rot
»sehen«, aber die Wirkung der Farbe beunruhigt sie, erregt ihr Nervensystem. Was bedeutet, daß Rot eine starke Intensität besitzt.

Farbstimmungen

Je nach Neigung – physikalisch oder künstlerisch, oder beides – können
Sie ein ganz neues Verständnis dafür entwickeln, wie Sie emotional auf
die Farben der Fünf Elemente reagieren. Oder wie diese Farben Ihre Gesundheit oder Ihre Stimmung beeinflussen, wenn Sie sie in Ihrer Wohnung oder Ihrer Arbeitsumgebung vorfinden.

Um einen Eindruck zu gewinnen, betrachten Sie einmal René Magrittes 1921 entstandenes Polyptichon *Die sechs Elemente* (Philadelphia Museum of Art) auf Seite 80. Die einzelnen Tafeln zeigen die Elemente **Feuer** (Flammen), **Erde** (weiblicher Torso), **Holz** (leuchtend grüner Wald), **Wasser** (Fenster), **Luft** (blauer Himmel) und **Metall** (Schlittenglocken).

In seinem Buch *Art & Physics, Parallel Visions in Space, Time & Light* erinnert der kalifornische Chirurg Leonard Shlain daran, daß »Farbe dem Wort vorausgeht und älter ist als die Zivilisation, da sie mit den Grundwasserschichten des archaischen limbischen Systems verbunden ist«. Oder, einfacher ausgedrückt: Ein Baby reagiert auf leuchtende Farben, noch bevor es die ersten Wörter stammelt.

Rot **(Feuer)** wärmt und Blau **(Wasser)** kühlt, sei es in der Kunst oder in der Wissenschaft, in der Medizin, der Sprache oder im Design des Westens oder Ostens. Im Extrem können unsere Elemente **Feuer** oder **Wasser** in bipolare Störungen entgleisen. Es handelt sich um unsere Nord-Süd- und Yin-Yang-Extreme. Wir müssen sie sorgfältig beobachten, um sicherzugehen, daß sie die anderen Elemente nicht aus dem Gleichgewicht bringen. Die Russen haben ein wunderbares Sprichwort hierfür: »Feuer und Wasser sind gute Diener, aber schlechte Herren.«

Jede beliebige Farbempfindung kann durch Mischen entsprechender Anteile von rotem **(Feuer)**, blauem **(Wasser)** und grünem **(Holz)** Licht hervorgerufen werden (sogenannte additive Farbmischung). Diese drei Farben bezeichnet man als additive Primärfarben, die in etwa gleicher Farbintensität zusammen weißes Licht **(Metall)** ergeben. Die Farbe Gelb **(Erde)** entsteht, wenn man rotes **(Feuer)** und grünes **(Holz)** Licht auf den gleichen Fleck fallen läßt. Historisch gesehen entsprachen die reinen Farben der Elemente einfach der umgebenden Landschaft. In der Gegend Chinas, in der die Fünf Elemente beschrieben wurden, ist die **Erde** gelb. Doch wie jeder Weltreisende weiß, zeigt sich die **Erde** in ungezählten Varianten von Braun, Rot, Gelb, Ocker und Beige und in vielfältigen Kombinationen, wie sie etwa im amerikanischen Südwesten auf den spannungsreichen Gemälden von Georgia O'Keeffe eingefangen wurden.

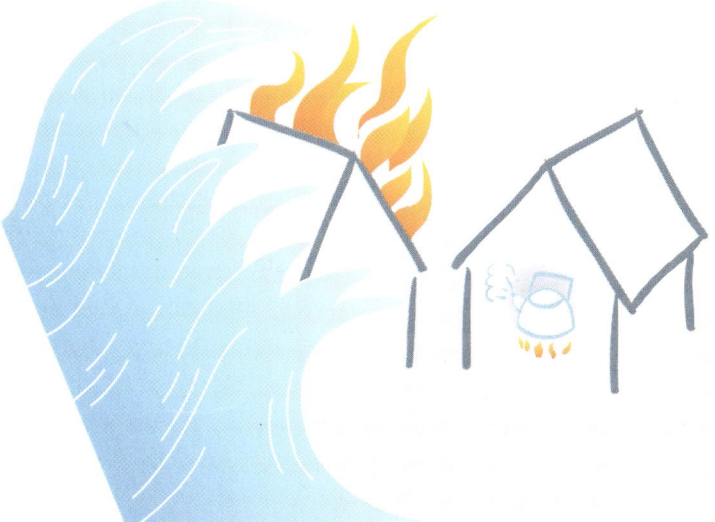

Ein russisches Sprichwort sagt: »Wasser und Feuer sind gute Diener, aber schlechte Herren.« Wenn diese Elemente übermächtig werden, wirken sie zerstörerisch.

Obgleich wir heute bei Farben, Farbstoffen, Objekten und Texturen über Hunderte von Nuancen verfügen können, behaupten die Innenarchitekten, daß sich die Menschen in den Städten für ihre Wohnungen wenige, einfache Landschaftsfarben wünschen, die auf natürliche Farbtöne wie Senf, Indigo, Lavendel, Rosenrot und Kalkweiß zurückgehen.

Welches sind Ihre Farben?

Jetzt möchten Sie wahrscheinlich unbedingt wissen, wie Sie und die Elemente zusammenpassen.

Gehen Sie zu Ihrem Kleiderschrank und ordnen Sie alle Kleidungsstücke in Farbblöcken an (Grün, Rot, Rosa, Gelb [und Gold, Orange, Braun und Khaki], Weiß, Silber und Grau, Blau und Schwarz). Treten Sie einen Schritt zurück und betrachten Sie die Farbpalette Ihrer Kleidungsstücke, der Hemden, Blusen, T-Shirts, Hosen, Röcke, Pullover, Socken und Unterwäsche.

- Sind die Farben einigermaßen gleichmäßig verteilt?
- Oder haben Sie massenhaft weiße Kleidungsstücke und sehr wenige in Gelb, Braun, Orange, Khaki oder Gold?
- Haben Sie genug schwarze Teile, um den örtlichen Leichenbestatter zu versorgen?
- Oder haben Sie genug rote Klamotten für die Feuerwehr? Oder besitzen Sie sehr wenig rote, aber übermäßig viele rosafarbene Kleidungsstücke? Oder umgekehrt?
- Dominieren in Ihrem Kleiderschrank verschiedene Grüntöne?
- Schreiben Sie jetzt auf, wie sich die (einzelnen) Farben auf Unter- und Oberbekleidung verteilen, auf Freizeit- und Sportkleidung, auf die Kleidung für Beruf und offizielle Anlässe.
- Überwiegt eine bestimmte Farbe, und ist eine Farbe kaum vertreten?

Natürlich hängen Ihre Vorlieben bei der Kleidung auch von Farbe und Tönung ihrer Haut, Haare und Augen ab. Das bedeutet praktisch, Sie müssen dieses Wissen in Ihre Diagnose einfließen lassen.

Als ich über dreißig war und meine schwarzen Haare zunehmend ergrauten, begann ich Purpurrot statt Braun zu tragen. Heute trage ich gerne Pastellfarben und Weiß, wenn meine Haut sonnengebräunt ist, fühle mich aber im Winter wie ausgelaugt in diesen Farben. Inzwischen stelle ich fest, daß in meinem Kleiderschrank Rot- und Purpurtöne dominieren, gefolgt von Blau und Schwarz, gefolgt von Weiß. Grün ist kaum vertreten. **Erdfarben** fehlen in meinem Schrank, weil ich darin aussehe wie eine Leiche. Sie dominieren aber in meiner Wohnung. Meine früheren Wohnungen in London, in New York und in Texas waren mit braunen und rostfarbenen Wohntextilien, Naturholz sowie hellen oder kräftig dunkelbraunen Fußböden oder Teppichen eingerichtet.

Vor Jahren, als ich in London als Vollzeitjournalistin arbeitete, kaufte ich während einer Krise in meinem Privatleben eines Tages eine handgewebte Decke aus Griechenland in den Farben Orange, Creme und Braun; ich wußte damals noch nichts über das Gesetz der Fünf Elemente. Erst heute, in der Rückschau, ist mir klar geworden, daß ich instinktiv **Erdfarben** suchte, um meinen angeschlagenen emotionalen Zustand auszugleichen und einen Halt zu finden. Eine rasche Analyse meines Kleiderschranks. Ich bin im Sternzeichen des Schützen geboren, somit habe ich reichlich Feuer in mir und kein Problem, dies auszudrücken. Ich stamme aus einer Familie von Migränekranken und, tatsächlich, ich habe ausgesprochen wenig Grün in meinem Kleiderschrank, und ich denke darüber nach, wie schwer es mir fällt, Entscheidungen zu treffen und Wut herauszulassen. O ja, Wut und Kraft sind eine harte Nuß für die Frauen unter uns, die ihre Wurzeln in Nordeuropa haben, denn wir sind ja in der Vorstellung erzogen, daß Wut und Kraft irgendwie unweiblich sind, und der Gesellschaft sind starke Frauen suspekt (Hah!).

Mir fällt auf, wie sprühend und energiegeladen und kraftvoll ich mich fühle, wenn ich Grün trage (selten) (gedankliche Notiz: Ich sollte öfter Grün tragen). Hingegen habe ich die Erfahrung gemacht, daß ich, wenn ich auf Pink stehe oder spontan ein Hemd oder eine Bluse in dieser Farbe kaufe, unweigerlich eine Migräne bekomme. Meine Durchblutung wird zunehmend blockiert. Und mein heftiger Drang zu Pink ist ein Alarmzeichen. Die Migräne, die jetzt über mich hereinzubrechen droht, ist eine andere als die Holz-Migräne, die durch flackerndes Licht oder Zickzackmuster ausgelöst wird, und die Metall-Migräne, die auf trockene, verbrauchte Luft zurückgeht.

Als ich mit meiner deutschen Lektorin Susanne Warmuth über die Farben diskutierte, die den Fünf Elementen zugeordnet werden, fiel ihr plötzlich ein, daß eine Bekannte von ihr nur Gelb trug und sogar einen gelben Regenschirm besaß. Diese Frau hatte sich immer gewünscht, Opernsängerin zu werden. »Siehst du den Zusammenhang?« bemerkte ich. »Das Element **Erde** ist nicht nur mit der Farbe Gelb verbunden, sondern auch mit dem Gesang und mit der Singstimme!«

Jahre zuvor machte ich eine interessante Erfahrung mit der Farbe Weiß (**Metall**): In meinen ersten Jahren als Shiatsu-Lehrerin mußte ich im *Shiatsu Education Center* (jetzt *Ohashi Institute*) in New York ein weißes Gewand, *Gi* (wie die Kampfsportler), tragen. Ich erinnere mich an eine bitterkalte Woche, als ich nach Montreal reiste, um zu unterrichten, und eine Bronchitis bekam. Tagsüber lag ich im Bett, und meine Abendkurse absolvierte ich hustend und spuckend. Ich brach die strenge *Gi*-Kleiderordnung der Schule, weil es mir plötzlich unmöglich war, Weiß zu tragen. Ich konnte nicht einmal mehr ertragen, mein *Gi* im Kleiderschrank des Hotels hängen zu sehen. Also packte ich mein weißes *Gi* fort. Ich brauchte die Wärme und Bequemlichkeit eines molligen roten Trainingsanzugs und erklärte meinen Schülerinnen, warum. An dem Kurs nahm damals eine Ärztin teil, Dr. Lise Ste-Marie, die mir inzwischen eine gute Freundin geworden ist, und sie äußerte, ihr werde plötzlich klar, daß ihre sämtlichen Asthmapatienten im Übermaß Weiß trugen. Somit hatten wir einen klaren Beleg für zwei Aspekte des Elements **Metall**: meine Aversion gegen Weiß während einer akuten Bronchitis und der ausgeprägte Hang ihrer chronisch asthmatischen Patienten, Weiß zu tragen.

Während der Jahre, in denen ich meine Praxis in Dr. Linda Lis Privatklinik für Chirotherapie hatte, spazierte eines Tages eine Patientin herein, die in alle möglichen Grüntöne gekleidet war, von ihrer Baskenmütze bis zu den Strümpfen und Schuhen. **Holz** kam mir entgegen. Ich hatte sie nie zuvor in einem solchen Aufzug gesehen. Sofort fragte ich sie: »Welche schwerwiegende Entscheidung versuchen Sie gerade über Ihr Leben zu treffen?« Verblüfft schaute sie mich an: »Wie kommen Sie darauf?« Sie gestand dann, sie sei in einer furchtbaren Zwickmühle und könne sich nicht entscheiden, ob sie ihre therapeutische Praxis weiterhin in der Innenstadt betreiben oder aufs Land verlegen solle.

Folgt man dem Autor des Klassikers *Color Psychology and Color Therapy,* Faber Birren, dann galt in alten Zeiten Rot **(Feuer)** in manchen Kulturen (bei den Ägyptern beispielsweise) als göttlich und heilig, in anderen als heilkräftig (im Mittelalter hüllten sich die Ärzte Britanniens in rote Mäntel). Birren schreibt auch über den mittelalterlichen arabischen Arzt Avicenna, der jedem Patienten mit Nasenbluten riet, den Blick auf leuchtendes Rot zu vermeiden, aber an die Heilkräfte roter Blüten bei Blutkrankheiten glaubte. In neueren medizinischen Studien erkannte man, daß Rot den Blutdruck ansteigen läßt, wohingegen Blau den Blutdruck senkt.

Was sagen Ihre Farben über Ihre Gesundheit aus?

Betrachten Sie nun die Palette Ihrer persönlichen Farben noch genauer. Sie wissen, welche Farben ein Hochgefühl in Ihnen auslösen und welche Farben Sie deprimieren. Vielleicht mögen Sie bestimmte Farben nur im Sommer und im Winter andere? Es gibt mehrere Möglichkeiten, wie Sie Ihre Farbdiagnose erstellen können.

Erstens schauen Sie sich die allgemeine Verteilung an und achten auf die Farben, die Sie im Übermaß tragen, und jene, die Sie meiden.

Zweitens denken Sie über kürzliche oder vergangene Farbverteilungen nach, über eine ausgeprägte Neigung oder Abneigung, insbesondere, wenn diese besondere Ereignisse in Ihrem Leben spiegeln, zum Beispiel Wechsel (jeglicher Wechsel – Wohnung, Partner, Beruf, ein anderes Land, eine andere Stadt etc.) oder unlängst durchgemachte Krankheiten, erlittenen Verlust, kürzliche Freuden.

Bedenken Sie, daß sowohl das Meiden einer Farbe als auch die Bevorzugung einer anderen ein Ungleichgewicht in den zugehörigen Organen und Meridiansystemen bedeuten kann. Notieren Sie all Ihre Beobachtungen.

Wir wollen nun sehen, wie die Farben den anderen Merkmalen eines jeden Elements entsprechen, nämlich den zugeordneten Organen, Funktionssystemen, Problemen, Emotionen, Geschmacksqualitäten usw. Dies wird Ihnen helfen, die ersten Gedankenverbindungen weiter zu vertiefen.

Legen Sie Buntstifte in den Farben der Fünf Elemente bereit und markieren Sie die Begriffe und Kategorien, in denen Sie sich derzeit wiederfinden. Zeichnen Sie mit den gleichen Farben ein Kästchen um Begriffe und Kategorien, die auf Ihre Vergangenheit zutreffen. Also fangen wir an:

Sind Sie ein Holz-Typ?

Frühling, grün, Osten, Zorn, Schreien, Entschlußfreudigkeit, Unentschlossenheit

Gallenblasenmeridian: Wurde Ihre Gallenblase entfernt? Leiden Sie an Gallensteinen? Haben Sie jemals die Antibabypille genommen? Ist Ihr Cholesterinspiegel erhöht? Leiden Sie unter Ärger, den Sie heruntergeschluckt haben? Können Sie fette Speisen schlecht vertragen?

Lebermeridian: Haben Sie eine Hepatitis vom Typ A, B, C, D oder E durchgemacht? Leiden Sie an einer Stoffwechselkrankheit (Störung des Abbaus von Fetten, Proteinen oder Kohlenhydraten)? Haben Sie zu wenig Eisen oder Vitamin A? Leiden Sie an einer Blutkrankheit? Bekommen Sie manchmal Wutausbrüche? Haben Sie Probleme mit der Prostata oder mit den Hoden?

Allgemeine Probleme: Macht Ihnen eines der nachstehend genannten Probleme zu schaffen: Verspannte Muskeln? Brüchige Nägel? Innere Spannung? Entschlußlosigkeit? Überanstrengte Augen? Schlechtes Sehvermögen? Tränenfluß? (trockene oder tränende Augen, besonders an windigen Tagen?). Kommen Ihnen leicht die Tränen? Oder eher selten? Schreien Sie viel herum? Leiden Sie unter Kopfschmerzen/Migräne – halbseitig rechts, links oder beidseitig? Werden die Kopfschmerzen ausgelöst durch Ermüdung der Augen, durch flackernde Glühbirnen, durch Zickzackmuster oder durch zu langes Sitzen am Computer oder Fernseher? Werden sie ausgelöst durch Nahrungsmittel- oder andere Allergien? Durch Streß? Werden sie durch Temperaturschwankungen, Luftdruckschwankungen oder irgendwelche anderen Wetterwechsel oder Südostwind ausgelöst? Machen Ihnen allgemein das Frühjahr oder windige Tage zu schaffen? Leiden Sie im Frühling an Allergien?

Mögen Sie/verspüren Sie Heißhunger auf/meiden Sie saure Speisen und Getränke (Zitrone, Limone, sauer eingelegte Gemüse, Sauerkraut, süß-sauer eingelegte Pflaumen, saure Äpfel, Hagebutten)?

Falls nötig, lassen Sie sich jeden Punkt einzeln durch den Kopf gehen.

Sind Sie ein Feuer-Typ?

Sommer, rot, rosa, Süden, Hitze, Freude, Lachen

Herzmeridian: Leiden Sie an Angina pectoris? Mußten Sie sich je einer Herzoperation unterziehen? Oder einer Bypassoperation? Hatten Sie schon einmal eine Arrhythmie? Oder andere Herzprobleme? Sind Sie Künstlerin, und haben Sie jemals eine Blockierung Ihrer Kreativität erlebt?

Dünndarmmeridian: Hatten Sie schon einmal einen Darmverschluß? Haben Sie Probleme mit Ihrer Verdauung? – Beobachten Sie manchmal unverdaute Essenspartikel in Ihrem Stuhlgang? Bereiten Sie sich derzeit auf eine Prüfung vor und finden es schwer, sich Fakten einzuprägen? Haben Sie während Ihrer Periode schwere Bauchkrämpfe?

Dreifacher Erwärmer (dieser Meridian steuert Ihre Wärmeregulation und das Lymphsystem): Macht es Ihnen zu schaffen, wenn die Temperatur sich plötzlich ändert? Haben Sie Anpassungsschwierigkeiten bei Veränderungen (Wohnung, Beruf, Umgebung, anderes Land, Zeitzonen, Partner usw.)? Ist Ihr Immunsystem gestört? Sind Sie in der Menopause und bekommen Hitzewallungen?

Kreislaufmeridian (Perikard): Ist Ihre Gefäßdurchblutung gestört? Leiden Sie zum Beispiel an kalten Händen und kalten Füßen? Oder haben Sie leicht feuchte Hände und verschwitzte Füße? Leiden Sie unter Schlaflosigkeit? Haben Sie derzeit lebhafte Träume? Haben Sie Krampfadern? Leben Sie in Scheidung oder sind dabei, sich zu trennen? Sind Sie in den Wechseljahren?

Allgemeine Probleme: Haben Sie irgendwelche Sprachstörungen? Ist Ihre Zunge manchmal wie gelähmt? Oder sind Sie zu gesprächig? Reagiert Ihre Zunge empfindlich auf bestimmte Speisen? Lachen Sie, wenn Sie nervös sind? Kichern Sie viel? Schwitzen Sie stark oder zu wenig? Macht Ihnen der Sommer oder extreme Hitze zu schaffen?

Mögen Sie/verspüren Sie Heißhunger auf/meiden Sie bittere Speisen oder Getränke (dunkle Schokolade, Kaffee, schwarzer Tee, Kakao, Löwenzahn, Spinat, Kamille, Alfalfa, Radieschen, Rettich, Roggen, Angostura)? Falls nötig, kommentieren Sie jeden Punkt, den Sie markiert haben.

Sind Sie ein Erd-Typ?

Spätsommer, braun, orange, gold, gelb, khaki, die Mitte, Feuchtigkeit, Besorgnis, Mitgefühl, Singen

Magenmeridian: Haben Sie eine Übersäuerung des Magens? Oder Völlegefühl nach dem Essen? Oder Aufstoßen? Leiden Sie an Magengeschwüren? Haben oder hatten Sie Eßstörungen? Haben Sie irgendwelche Probleme mit Ihren Eltern? Haben Sie Schluckbeschwerden? Haben Sie Menstruationsbeschwerden? Oder Probleme mit der Gebärmutter? Haben Sie Probleme mit den Brüsten? Hatten Sie Schwierigkeiten zu stillen?

Milz-Pankreas-Meridian: Haben Sie Menstruationsbeschwerden? Stimmt etwas nicht mit Ihren Eierstöcken oder mit dem Eisprung? Leiden Sie an einem prämenstruellen Syndrom (PMS)? Haben Sie Probleme mit der Fruchtbarkeit? Haben Sie Verdauungsbeschwerden? Leiden Sie an Über- oder Unterzuckerung? Sind Sie Diabetikerin? Haben Sie Kniebeschwerden? Leiden Sie unter Gedächtnisschwäche?

Allgemeine Probleme: Verlieren Sie manchmal den Boden unter den Füßen? Machen Sie sich manchmal zwanghaft Sorgen? Sprechen Sie, wenn Sie unter Streß stehen, mit leiernder Stimme? Bemerken Sie manchmal einen erhöhten Speichelfluß? Oder wird Ihnen leicht der Mund trocken? Haben Sie Risse oder Pickelchen in den Mundwinkeln? Macht Ihnen der Spätsommer zu schaffen? Deprimiert Sie Feuchtigkeit oder feuchtes Wetter, oder sind Ihnen diese Wetterlagen allgemein unangenehm? Sind Sie allergisch gegen Schimmelpilze? Haben Sie starke Wechseljahresbeschwerden?

Mögen Sie/verspüren Sie Heißhunger auf/meiden Sie süße Speisen und Getränke (Süßigkeiten, Kuchen, Honig, Ahornsirup, rote Bete, die meisten Obstsorten, Süßkartoffeln, süße Liköre)?

Falls nötig, kommentieren Sie jeden markierten Punkt.

Sind Sie ein Metall-Typ?

Herbst, weiß, grau, Westen, Trockenheit, Melancholie, Weinen

Lungenmeridian: Haben Sie manchmal Atembeschwerden? Leiden Sie an Asthma oder an Allergien? Haben Sie (chronische?) Bronchitis? Atmen Sie sehr flach? Rauchen Sie? Atmen Sie an Ihrem Arbeitsplatz giftige Stoffe ein?

Dickdarmmeridian: Leiden Sie an chronischer Verstopfung? Kommen Sie irgendwie mit Ihrem Leben nicht zurecht? Leiden Sie an Durchfall? Leiden Sie an einem Reizdarm? Haben Sie Blähungen? Oder Völlegefühl?

Allgemeine Probleme: Sind Ihre Allergien jahreszeitlich begrenzt oder ständig vorhanden? Leiden Sie saisongebunden oder ständig unter Hautproblemen? Ist Ihre Haut sehr blaß? Juckt Ihre Haut? Haben Sie eine trockene Nasenschleimhaut, oder produzieren Sie zuviel Nasensekret? Sind Sie grundlos traurig? Haben Sie sich schon einmal so deprimiert gefühlt, daß Sie das Gefühl für Ihren Körper verloren und Ihnen jede Bewegung schwerfiel? Tragen Sie zwanghaft Weiß, oder meiden Sie Weiß unter allen Umständen?

Ist Ihnen der Spätherbst (mit seinem trockenen, harten Boden, dem eintönigen weißen Himmel und den kahlen Bäumen) unangenehm? Oder macht er Sie traurig? Haben Sie einen ausgeprägten oder einen schlechten Geruchssinn?

Mögen Sie/verspüren Sie Heißhunger auf/meiden Sie sehr würzige (scharfe) Speisen und Getränke (Curry, Bloody Mary, Chillis, Knoblauch, Zwiebeln, Ingwer, Radieschen, Rettich, Zimt, Nelken, Pfeffer)?

Kommentieren Sie die markierten Punkte, falls nötig.

Sind Sie ein Wasser-Typ?

Winter, schwarz, dunkelblau, Norden, Kälte, Verfolgungswahn, Angst, Stöhnen

Blasenmeridian: Leiden Sie unter (chronischen oder akuten) Rückenschmerzen? Höher gelegenen oder Kreuzschmerzen? Haben Sie Nackenbeschwerden? Bekommen Sie oft massive Kopfschmerzen (speziell Migräne)? Haben Sie eine Blasenentzündung, oder leiden Sie an chronischen Blasenbeschwerden oder Blaseninfektionen?

Nierenmeridian: Werden Sie leicht müde? Fühlen Sie sich oft ausgebrannt? Haben Sie chronische Kreuzschmerzen? Hatten Sie irgendwann eine Erkrankung der Nieren? Sind Sie Dialysepatientin? Haben Sie gerade ein Trauma oder einen Schock erlitten? Ist ein Mensch, der Ihnen nahestand (Familienmitglied oder enger Freund), kürzlich gestorben? Bereitet Ihnen Ihr Gedächtnis Probleme? Haben Sie Menstruationsbeschwerden? Leiden Sie unter Haarausfall? (infolge Chemotherapie oder aus anderen Gründen?)

Allgemeine Probleme: Tun Ihnen die Knochen weh, wenn Sie frieren? Leiden Sie an Osteoporose? Hören Sie schlecht? Haben Sie Ohrenschmerzen oder leiden Sie unter ständigem Rauschen oder Klingeln in den Ohren? Haben Sie Gleichgewichtsstörungen? Seufzen und stöhnen Sie viel? Leiden Sie an Inkontinenz? Macht Ihnen der Winter oder extreme Kälte zu schaffen?

Mögen Sie/verspüren Sie Heißhunger auf/meiden Sie stark gesalzene Speisen und Getränke (Salzhering, Bückling, Rollmops, Sushi, Miso, gesalzene Chips und Erdnüsse, gesalzene Lassi [indisches Joghurtgetränk], gesalzene Cracker)?

Falls nötig, kommentieren Sie die Punkte, die Sie markiert haben.

Die Organuhr: Wann schlägt Ihre Stunde?

Für jedes Organ, jedes Funktionssystem in Ihrem Körper gibt es eine Zeit des **maximalen Energiedurchflusses**, die sogenannte Maximalzeit, und zwar jeweils zwei Stunden innerhalb 24 Stunden und zeitversetzt 12 Stunden später eine entsprechende **Minimalzeit.** Ich zum Beispiel bin ein ausgesprochener Morgenmensch und bin morgens um 9.40 Uhr Ortszeit (eigentlich zentralamerikanische Zeit) in San Francisco del Oro, Chihuahua, Mexiko geboren. Doch zwischen 9.30 und 10 Uhr abends schlafe ich regelmäßig ein, wo auch immer ich gerade bin und was immer ich gerade tue. Freunde haben mich sogar fotografiert, wie ich bei Dinner Partys in London oder New York abends um 10 Uhr einnicke.

- Würden Sie sich als Morgenmensch bezeichnen?
- Oder sind Sie nachmittags besonders fit? Oder abends?
- Oder sind Sie eine Nachteule?
- Um welche Uhrzeit sind Sie geboren?
- Fühlen Sie sich ganz allgemein, sei es bei Tag oder bei Nacht, um Ihre Geburtsstunde energiegeladen? Oder sind Sie um diese Zeit schläfrig?

Im folgenden habe ich zusammengestellt, welche Organe welchen Zeitabschnitten entsprechen.

- Markieren Sie die Zeitabschnitte, in denen Sie am leistungsfähigsten sind, durch einen Kreis.
- Markieren Sie die Zeitabschnitte, in denen Ihre Energie am schwächsten ist, durch ein Kästchen.

Metall

3 bis 5 Uhr **(Lunge)**: Die beste Zeit, um zu meditieren, wie eine Reihe religiöser Orden belegen. Zu diesem Zweck stehen zum Beispiel Benediktinerinnen und Zen-Buddhisten vor 5 Uhr früh auf.

5 bis 7 Uhr **(Dickdarm)**: Die beste Zeit, um den Darm zu entleeren. Überhaupt die Zeit für Ausscheidungen. Außerdem die Zeit, in der das Sperma die meisten Samenfäden enthält.

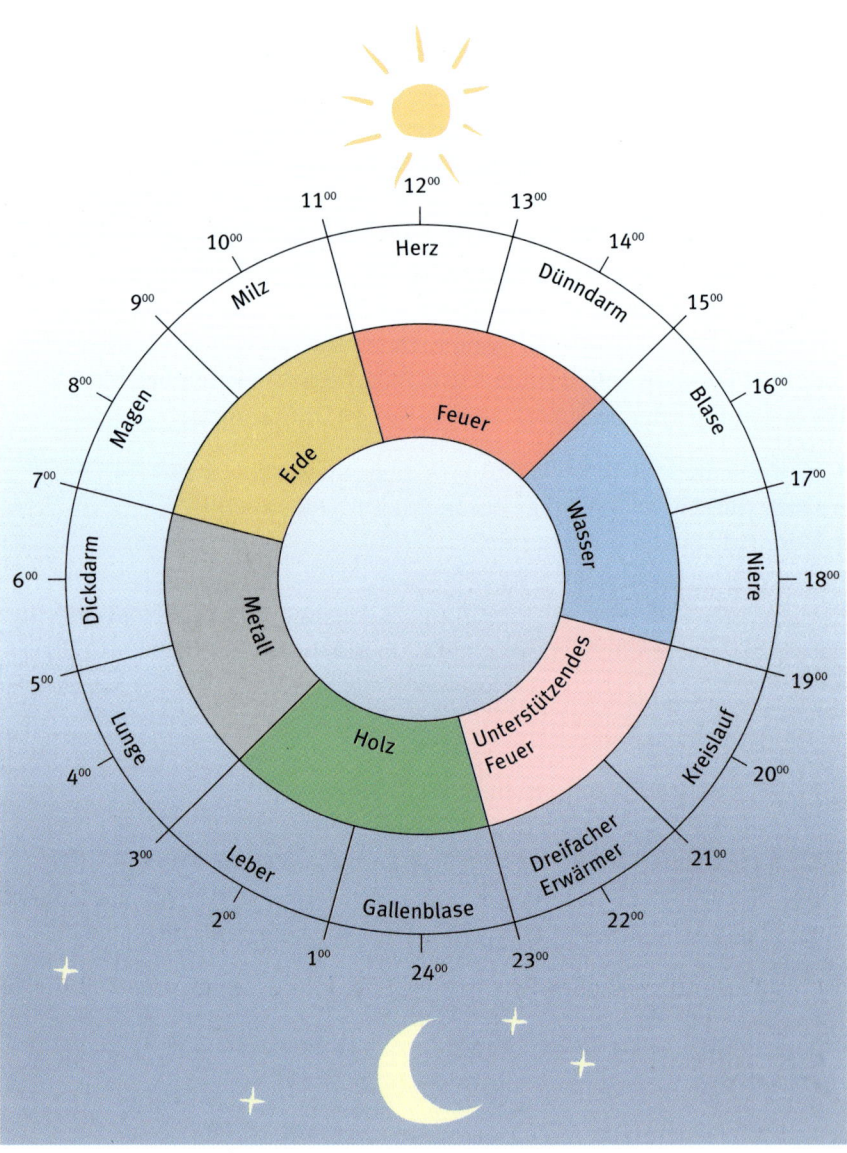

Die sogenannte Organuhr: Innerhalb von 24 Stunden durchläuft jedes »Organ« ein etwa zweistündiges Hoch (Maximalzeit) und zwölf Stunden später ein ebenso langes Tief. Hier sind die Maximalzeiten dargestellt.

Erde

7 bis 9 Uhr (**Magen**): Die beste Zeit, um zu frühstücken.

9 bis 11 Uhr (**Milz**): Die beste Zeit, um das Frühstück zu verdauen.

Feuer

11 bis 13 Uhr (**Herz**): Nun wissen Sie, warum man Herzkranken rät, sich um die Mittagszeit auszuruhen. Das witzige Lied von Noel Coward macht sich darüber lustig: »Nur verrückte Hunde und Engländer gehen hinaus in die Mittagshitze.«

13 bis 15 Uhr (**Dünndarm**): Die beste Zeit für Mittagessen und Siesta.

Wasser

15 bis 17 Uhr (**Blase**): Eine gute Zeit, um den Tag zu verarbeiten und zu überdenken. Stehen Sie von Ihrem Schreibtisch auf und dehnen Sie Ihren Rücken. Gute Zeit für Besprechungen, sofern das Geschäftsessen nicht zu üppig und alkoholreich war!

17 bis 19 Uhr (**Nieren**): Zeit, kürzer zu treten und zu entspannen. Viele Leute fühlen sich gegen 18 Uhr erschöpft. In heißen Klimazonen ist dies die Zeit für den Abenddrink. Günstige Zeit für das Abendessen.

Unterstützendes Feuer

19 bis 21 Uhr (**Kreislaufmeridian,** auch **Perikard** genannt): Wahrscheinlich die Zeit, zu der die meisten Leute das Abendessen zu sich nehmen, eher früher als später. Gute Zeit für romantisches Dinieren bei Kerzenschein, denn die Zeit ist gleichzeitig ideal für Liebesspiele.

21 bis 23 Uhr (**Dreifacher Erwärmer**): Ebenfalls eine günstige Zeit für die Liebe. Im Grunde eine Zeit, zu der Sie gemütliche Wärme und Schutz vor der Nacht brauchen.

Holz

23 bis 1 Uhr (**Gallenblase**): Menschen, die spät essen, bekommen um diese Zeit oft Migräneanfälle. Wenn Sie um diese Zeit aufwachen, könnte Ihr Unterbewußtsein mit irgendeiner Entscheidung beschäftigt sein. Bleiben

Sie dann nicht unruhig grübelnd liegen. Stehen Sie auf und tun Sie irgendwas. Das kann Ihnen helfen, den richtigen Weg zu finden.

1 bis 3 Uhr (**Leber**): Auch wenn Sie um diese Zeit erwachen, ist Ihr Geist wahrscheinlich intensiv mit irgendwelchen Plänen beschäftigt. Stehen Sie dann auf und arbeiten oder lesen Sie. Oft gelingt es dadurch, zu einer Lösung zu kommen und Ruhe zu finden.

Listen Sie alle Punkte auf, die Sie unter dem entsprechenden Element durch Kreis oder Kästchen markiert haben.

Überwiegt ein Element gegenüber dem folgenden? Sind Sie ein »**Holz**«- oder ein »**Wasser**«-Typ? Gibt es Elemente, die in gar keiner Weise auf Sie zutreffen? Erkennen Sie irgendwelche verbindenden Muster? Wo passen Sie hinein? Nehmen Sie die Gelegenheit wahr, um über sich nachzudenken. Überrascht Sie das, was Sie entdeckt haben? Haben Sie irgend etwas Neues über sich erfahren? Können Sie einige der Fäden, die sich durch Ihr Leben ziehen, miteinander verknüpfen? Sorgen Sie sich nicht zu sehr über ein gelegentliches Problem, sondern konzentrieren Sie sich auf jene, die sich wiederholen oder ein Muster im Ablauf der Elemente erzeugen. Einer meiner früheren Schüler, Randy Sexton, der sich auf psychiatrische Krankenpflege spezialisiert, erzählte mir von einer Patientin, die tagtäglich zwischen 15 und 17 Uhr Angstattacken bekommt (**Element Wasser, Organzeit Blase,** beides verbunden mit Angst und Trauma).

Farbmeditationen

Wenn Ihnen jetzt lauter Gedanken durch den Kopf schießen, gibt es eine ganz einfache Methode, sie festzumachen: Versenken Sie sich in die Farben der Elemente.

Suchen Sie sich eine stille Ecke und setzen Sie sich für einige Minuten bequem hin. Schließen Sie die Augen und atmen Sie tief ein und aus. Stellen Sie sich vor, daß Sie sich in einem grünen Zimmer befinden. Genießen Sie die Frische der Farbe. Bleiben Sie, solange Sie Lust haben, in dem grünen Zimmer sitzen und beobachten Sie dabei Ihre Reaktionen, und seien Sie sich der besonderen Tönung des Grüns vor Ihrem geistigen Auge bewußt.

Sobald Sie sich bereit fühlen, spazieren Sie im Geiste in ein dynamisch und dramatisch wirkendes rotes Zimmer. Beobachten Sie erneut Ihre Reaktionen, die Wirkung auf Ihre Atmung und auf Ihre Gedanken. Gehen Sie weiter in ein rosafarbenes Zimmer, und beobachten Sie die Veränderung und die Wirkung auf Sie. Nehmen Sie sich Zeit, seien Sie ohne Hast, aber zwingen Sie sich auch nicht, länger als nötig in einem Raum zu verweilen. Gehen Sie nun in ein fröhliches, helles gelbes Zimmer, und achten Sie darauf, wie sich die Gefühle, die Sie in den vorigen Räumen hatten, verändern. Bleiben Sie in dem gelben Zimmer, solange Sie mögen. Dann begeben Sie sich in ein sauberes grellweißes Zimmer. Beobachten Sie, wie sich das Tempo Ihrer Gedanken und Ihrer Atmung verschiebt, und vergleichen Sie es mit Ihren anderen körperlichen Reaktionen auf die verschiedenen Räume. Nun gehen Sie in Ihrem eigenen Tempo weiter in ein blaues Zimmer, mit dem Blauton, der spontan vor Ihrem inneren Auge aufsteigt. Bleiben Sie in dem blauen Zimmer, bis Sie das Gefühl haben, die Meditation beenden zu wollen.

Lassen Sie die Augen noch geschlossen. Bleiben Sie sitzen und betrachten Sie für einen Augenblick alle durchschrittenen Räume, und versuchen Sie sich zu vergegenwärtigen, welche Sie am behaglichsten und freundlichsten fanden und durch welche Sie hindurchhasten wollten und warum. Hat irgendeins der Zimmer Sie an einen bestimmten Raum in Ihrer Wohnung oder sonstwo erinnert oder an ein Lieblingsrestaurant oder ein Geschäft, das Sie mögen?

Diese Meditation kann Ihnen helfen, sich auf die Farben zu konzentrieren, die Sie besänftigen, beruhigen und wiederaufbauen, sowie auf die Farben, die Sie anregen oder beunruhigen. Vergleichen Sie die Art, wie Sie Farben heute empfinden, damit, wie Sie sie als Heranwachsende empfanden. Überlegen Sie, ob sich eine Ihrer Lieblingsfarben geändert hat, nachdem Sie eine Scheidung oder ein anderes Trauma durchgemacht haben.

Nutzen Sie diese Meditation auf Ihre eigene kreative Weise: für tiefere Einsicht in Ihre Beziehung zu jedem der Fünf Elemente, lassen Sie sich beim Einrichten Ihrer neuen Wohnung davon leiten, oder nutzen Sie sie, um sich morgens oder abends einfach ein paar friedliche Augenblicke zu gönnen.

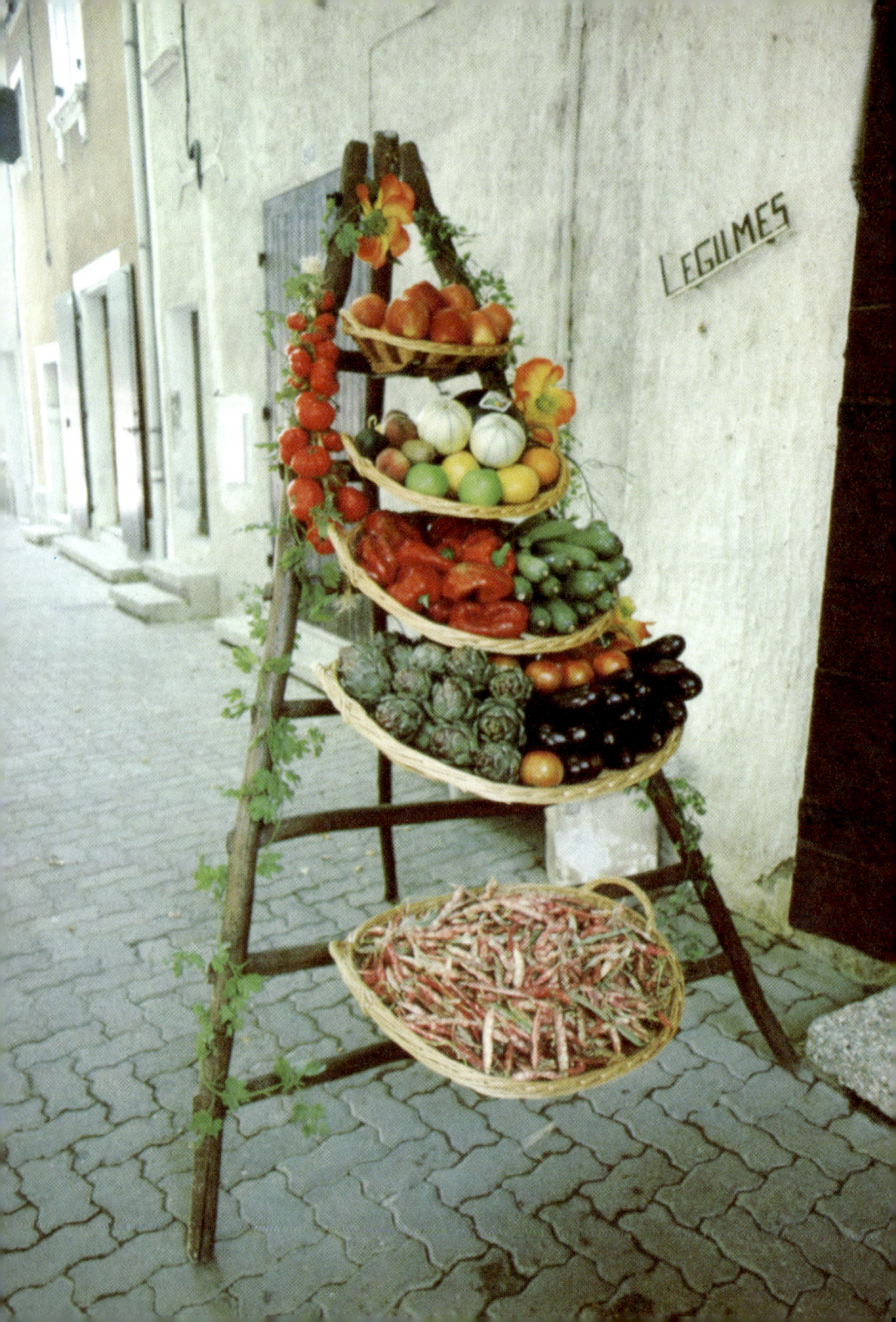

Kapitel 5

Die Fünf Elemente in Haus und Garten

◄ Das Element Erde ist eng mit Nahrung und Ernährung verbunden. Dieser appetitanregende Gemüsestand
wurde in Fontvieille, Frankreich, aufgenommen. (Photo © Nancy Scanlan)

Feng Shui – die Kunst des Einrichtens

Feng Shui – die Kunst, durch den Ausgleich von Yin und Yang eine harmonische häusliche und berufliche Umgebung zu schaffen – wird in Wohnungen und Büros diesseits und jenseits des Atlantik immer beliebter. Gestaltung nach den Fünf Elementen ist ein Teilbereich von Feng Shui, das eigentlich »der Weg von Wind und Wasser« bedeutet (*Feng* = **Wind**, *Shui* = **Wasser**). Es gibt viele verschiedene Zugänge zu Feng Shui. Doch tummeln sich auch viele sogenannte »Experten«, die gerade mal ein Wochenendseminar über Feng Shui absolviert haben. Seien Sie also vorsichtig. Informieren Sie sich vorher, bevor Sie sich auf einen professionellen Berater einlassen – und prüfen Sie seine Referenzen. Hüten Sie sich vor »Experten«, die Ihnen jede Menge Geld aus der Tasche ziehen und Ihnen raten, total unpraktische und teure Veränderungen in Ihren Räumlichkeiten vorzunehmen. Seien Sie mißtrauisch, wenn jemand Ihnen ausgefallene Ratschläge erteilt. Eine Feng-Shui-Beraterin hatte die Chuzpe, einer mit mir befreundeten Architektin zu erklären, ihre Ehe sei gescheitert, weil ihre Küche falsch angelegt war und ihren Mann (gleichfalls Architekt) veranlaßte, außer Haus zu essen! Die englische Architektin Evelyn Lip erzählt in ihrem Buch *Feng Shui for the Home* die Geschichte eines Geschäftsmannes, der befördert werden wollte und den seine Feng-Shui-Beraterin dazu brachte, allabendlich über Treppenstufen zu fahren! Er wurde nie befördert, aber er gab ein Vermögen für neue Reifen aus.

Fallen Sie nicht auf Blödsinn herein, sondern lassen Sie Ihren gesunden Menschenverstand walten. Fangen Sie damit an, sich die wichtigsten Grundregeln selbst zu erarbeiten.

Ich erinnere mich an eine sehr begabte Innenarchitektin zu meiner Zeit als Journalistin in London, als Feng Shui im Westen noch kein Thema war. Sie beklagte sich über einen neuen Kunden: »Wir sollen seinen Büros und seinem Firmenlogo ein neues Gesicht verpassen, damit die Geschäfte besser gehen«, erzählte sie mir. »Doch bei unserer Ortsbesichtigung entdeckten wir, daß die Mitarbeiter scheußliche, eiskalte Toiletten benutzen mußten. Wir erklärten dem Inhaber, dies müsse zuallererst grundlegend geändert werden. Eine rein äußerliche Renovierung sei völlig sinnlos.« Feng Shui hat also auch etwas mit Moral zu tun, obwohl wir immer wieder Horrorgeschichten über seinen Mißbrauch zum Zweck von Profit und Ausbeutung hören.

Im Sinn der Fünf Elemente wäre es, sich Rat einzuholen, der die geographischen und klimatischen Besonderheiten Ihrer Region und Ihres Wohnorts berücksichtigt. Was für Shanghai, Hongkong, Tokio, Kyoto oder Singapur passend ist, mag für Sie in Berlin, London, Zürich, Dublin oder New York völlig ungeeignet sein. Wichtig ist nur das Grundprinzip: Feng Shui hat die ungehinderte Zirkulation von Ki in Ihrer Wohnung oder Ihrem Büro zum Ziel, die genauso spürbar ist wie ein guter Gesundheitszustand bei ungehindertem Fließen von Ki in Ihrem Körper!

Die gebürtige New Yorkerin Anne Gray, eine ehemalige Krebsforscherin und Strahlentherapeutin, die sich jetzt auf fernöstliche Medizin spezialisiert, erzählte mir, sie habe eine Ausbildung in Feng Shui gemacht, nachdem sie in der Hospizbewegung mit todkranken Patienten gearbeitet hatte. »Manche Patienten wurden entlassen und erholten sich wieder. Andere mit der gleichen Prognose kehrten nach Hause zurück, und ihr Befinden verschlechterte sich sehr bald«, beobachtete sie. Ihr wurde dadurch klar, daß die häusliche Umgebung als einer von mehreren Faktoren dazu beitragen mußte. Hinter Anne Grays Feng-Shui-Beratungsbüro in Austin, Texas, steht die Idee, eine heilsame Umgebung zu schaffen. Sie orientiert sich an der Pyramiden-Lehre des Feng Shui, die Nancilee Wydra in den USA als zeitgemäße westliche Variante entwickelt hat. Anne Gray vermittelt ein paar einfache Richtlinien: Die Räumlichkeiten sollen sicher, funktionell, bequem und sauber sein. Durcheinander erzeugt schlechtes Feng Shui.

Für Problembereiche können die Fünf Elemente eine weitere Dimension oder Lösung einbringen. »Wenden Sie die Fünf Elemente bei sich zu Hause genauso an, wie Sie es bei einem Patienten tun würden«, sagte sie zu mir.

Raum und Farbe

Beginnen Sie mit dem Offensichtlichen. Prüfen Sie Ihr Haus oder Ihre Wohnung im Hinblick auf die Himmelsrichtungen, das Klima und die

Farben. In einem kühlen Raum verwenden Sie warme (**Feuer**) Farben. Ist der Raum sehr warm, sind kühle Farben angesagt (**Wasser** oder **Metall**). Auch sollten Sie im Zimmer eines hyperaktiven Kindes sehr sparsam mit Rot umgehen – wählen Sie Blautöne oder ein beruhigendes Dunkelgrün. Gemütliche **Erd**farben (Gelb, Terracotta, Khaki, Braun) eignen sich gut für ein Eßzimmer, desgleichen für das Schlafzimmer eines Familienmitglieds, das etwas ängstlich ist und das Gefühl der Sicherheit und Geborgenheit braucht. Wenn Sie Ihr Schlafzimmer aufpeppen wollen, setzen Sie ein paar sexy Akzente in Rot. Ganz rote Wände (vor allem in einem kleinen Zimmer) wirken schon fast bedrohlich – aber Sie könnten mit ein bißchen Rot hier und dort experimentieren, zum Beispiel kuschelige rote Biberbettwäsche im Winter oder ein Bild mit einem kräftigen roten Motiv oder eine große Schale mit leuchtend roten Blumen. Rosé ist unbedenklich und ein Symbol für dauerhafte Beziehungen. Meiden Sie aber Lachstöne – die passen zu einem Hotelzimmer und einem kurzen Wochenendabenteuer, nicht aber für eine dauerhafte Beziehung! Kräftiges Pink soll eine beruhigende Wirkung auf junge Straftäter haben.

Vor einiger Zeit hatte ich mit einigen Psychiatrieschwestern, die in Zürich einen meiner Kurse besuchten, ein interessantes Gespräch über die Wirkung der Raumgestaltung auf Psychiatriepatienten. »Rot macht sie aggressiv«, erfuhr ich, »Hellgrün hingegen wirkt sehr beruhigend.« Ganz ähnlich haben auch Industriedesigner entdeckt, daß ein zartes, helles Grün für Fabriken und Werkstätten geeignet ist. Wahrscheinlich liegt das daran, daß Menschen, die Präzisionsarbeit leisten müssen, diesen Farbton als augenfreundlich empfinden. Grün ist ja auch traditionell die Farbe von Bibliotheken!

Frische Grüntöne (**Holz**) fördern meist die Kreativität und Inspiration. Deshalb überraschte es mich auch nicht, als ich entdeckte, daß Goethe diese Farbe für sein Arbeitszimmer in Frankfurt gewählt hatte. Treffen Sie Ihre Wahl unter den vielen verschiedenen Schattierungen von Grün sorgfältig nach den Lichtverhältnissen in Ihrem Arbeitszimmer. Wenn Sie keine grünen Wände mögen, arrangieren Sie Pflanzen auf Regalen, Schreibtisch und Fensterbänken – oder von der Decke herabhängend.

Vermeiden Sie gelblichgrüne Wände, denn das könnte zur Folge haben, daß Sie sich mies fühlen. Anne Gray zufolge sollte Grün nicht auf Krebsstationen verwendet werden, da es das Wachstum der Tumorzellen fördert! Ein hübsches, silbrig schimmerndes Salbeigrün ist derzeit sehr beliebt und bei den Fünf Elementen ein guter Mittler zwischen **Metall** und **Holz**.

Ich habe über einige meiner Lieblingsrestaurants in verschiedenen Ländern nachgedacht und erkannt, daß es (abgesehen von guter Vollwertkost) mehrere gemeinsame Nenner in bezug auf das Element **Erde** gibt, die eine anheimelnde Atmosphäre erzeugen. Dazu gehören gelbe Wände in Schattierungen von Ocker bis Goldgelb, viel dunkel getöntes Holz, Terracotta und frischer Blumenschmuck. Spielen Sie also ein paar Ideen durch, falls Sie Ihr Eßzimmer oder Ihre Eßecke aufmöbeln müssen.

Metall in Form eines kalkweißen Anstrichs verleiht einem Raum eine saubere, luftige Atmosphäre oder wirkt klinisch rein – wiederum je nach Klima und persönlicher Vorliebe. In kaltem Klima wirkt die verschwenderische Verwendung von Weiß entmutigend grell, wenn kein Ausgleich durch warme Farben, Möbel, Stoffe und große Zimmerpflanzen erzielt wird. In Städten mit extrem heißen Sommern und bitterkalten Wintern (wie New York) muß man sich einen Kompromiß einfallen lassen. Die weißen Wände meiner kleinen Wohnung in der *upper westside* New Yorks sahen im Sommer, wenn die Wohnung lichtdurchflutet war, entzückend aus, wirkten aber sehr bleich in den länger werdenden Schatten des Herbstes und Winters. Mein Kompromiß bestand dann darin, daß ich die Wände in einem gebrochenen Weiß anstrich (cremefarben = **Erde**), das zu jeder Jahreszeit paßte, denn **Erde** ist das zentrale, ausgleichende Element.

Es ist sicherlich sinnvoll, in kaltem Klima für das Bad (**Wasser**-Zone) warme Farben zu wählen. In England, wo Bäder und Toiletten oft notorisch kalt sind, sollte man Grün, Weiß und Blaßblau meiden. Besser sind Pink- oder Pfirsichtöne oder eine freundlich gemusterte Tapete. Meiden Sie Rot (**Feuer**), denn es ist nicht sinnvoll, zwei Extreme auf engem Raum zusammenzubringen. Malen Sie sich mal die dicken Dampfschwaden aus, die innerhalb feuerroter Wände aufsteigen, wenn Sie heiß duschen. Sie werden glauben, Sie seien gestorben und in der Hölle gelandet.

Es lohnt sich auch, Formen der Fünf Elemente zu bedenken, wenn Sie Muster, Tapeten, Bilder, Skulpturen, Möbel und Motive suchen.

Feuer hat eine Aufwärtsbewegung – wie züngelnde Flammen oder ein Kirchturm oder eine Turmspitze oder auch nur ein schlichtes Dreieck. Berücksichtigen Sie das, wenn Sie Wandschmuck aussuchen, oder entscheiden Sie sich für eine Berglandschaft (damit bekommen Sie die Dreieckform samt der Verbindung zur Außenwelt), wenn Sie einen Akzent von **Feuer** in einen Raum bringen wollen, aber kommen Sie nicht auf die Idee, eine Wand rot zu streichen. Die zu **Holz** gehörige Form ist rechteckig, die zu **Metall** rund und die zu **Erde** quadratisch. **Wasser** wird durch Wellenlinien, durch Glas und durch Fenster symbolisiert.

Licht und Sicht

In Texas, wo die Sommer lang und heiß sind, sollte die Haustür oder ein verglaster Windfang nicht nach Westen weisen. Und in den texanischen Städten mit relativ kalten Wintern sind verglaste Schiebetüren an der Nordseite des Hauses aus ganz praktischen Gründen wenig sinnvoll. Das eiskalte Wetter fällt nämlich von Norden her ein. In kaltem nördlichem Klima sollten Türen und Fenster möglichst nach Westen und Süden liegen.

Wenn Sie keine schöne Aussicht haben oder auf eine Backsteinwand sehen müssen, das Licht aber gut ist, dann lassen Sie eine farbige Fensterscheibe einsetzen, oder Sie hängen Bilder aus buntem Glas vor das Fenster, um alle Fünf Elemente in das Zimmer zu holen.

Da ich sowohl im warmen Süden als auch im kalten Norden gelebt habe, fallen mir die Unterschiede in den Prioritäten zwischen Nord und Süd sofort ins Auge. Viele Menschen aus nördlichen Ländern sind ganz versessen auf gutes Licht und große Fenster, die es hereinlassen. Etwa wie bei jenen Eckhäusern in Berlin oder Zürich mit Fenstern auf drei Seiten, um möglichst freie Sicht und gutes Licht zu erhalten.

Im sehr heißen südlichen Klima wäre das wegen des intensiven, grellen Lichts undenkbar. Die Menschen, die den größten Teil ihres Lebens im heißen Süden verbracht haben, scheinen dunklere, kühlere Räume oder sogar ausgesprochen düstere Wohnungen zu bevorzugen. Da ich mein Erwachsenendasein überwiegend in Städten des Nordens gelebt habe (London, New York, Berlin, Zürich), finde ich dunkle Räume in jedem Klima deprimierend. In meinem Haus in Austin, Texas, ist jedes Zimmer hell und luftig und in demselben Cremeweiß gestrichen wie meine New Yorker Wohnung, mit einer ähnlichen ausgleichenden Wirkung. Falls nötig, dämpfen Jalousien das grelle Licht. Mir gefällt der Rat des berühmten amerikanischen Architekten Frank Lloyd Wright, der sagte, der Blick müsse ungehindert durch ein Haus schweifen können, von der Tür oder den Fenstern der Frontseite geradewegs zum Garten an der Rückseite, was übrigens mit ein Grund ist, warum ich mich für meine derzeitige Bleibe entschied. Während hier die Sicherheit (der Durchblick) ein offensichtlicher Faktor ist, erheben manche Feng-Shui-Experten Einwände gegen einen ungehinderten, direkten Durchgang zwischen Eingangs- und Hintertür. Sie raten dazu, in dem freien Raum Windharfen aufzuhängen oder eine Topfpflanze aufzustellen. Die Kunst besteht darin, das Ki zu verlangsamen, es dazu zu bringen, daß es sich schlängelnd durch den Raum bewegt, und zu verhindern, daß es wie ein Güterzug von der Eingangs- zur Hintertür einfach durchsaust.

Ki fließen lassen

Gutes Ki bewegt sich in Wellenlinien, wie Wasser, also denken Sie daran, bevor Sie Ihre Wohnung einrichten und die Möbel aufstellen, oder wenn Sie ein Zimmer umräumen wollen, um es besser zu nutzen. Achten Sie darauf, wie Angehörige und Freunde Ihre Räumlichkeiten betreten und verlassen – falls sie immer wieder über denselben Gegenstand stolpern, rücken Sie ihn weg. Oder meiden Ihre Freunde bestimmte Zimmer, Ecken oder Stühle? Fragen Sie sich, warum?

Welches Zimmer mögen Sie am liebsten oder überhaupt nicht – und warum? Gibt es »tote« Winkel in Ihrer Wohnung? Untersuchen Sie die Farben und Formen, die Temperatur dieser Zimmer und die Aktivitäten, die darin stattfinden, nach den Regeln der Fünf Elemente. Katzen haben ein besonderes Talent, im Sommer die kühlsten und im Winter die wärmsten und gemütlichsten Plätzchen zu finden. Beobachten Sie also, wo Ihre Katze sich zusammenrollt oder räkelt. Sorgen Sie dafür, daß tote Ecken oder dunkle Flure oder die Wand am Ende eines Korridors Raum, Weite und eine Öffnung erhalten, indem Sie geschickt Lampen, Pflanzen, Spiegel und Landschaftsfotos oder -gemälde plazieren.

Kleine Zimmerspringbrunnen, Aquarien und Topfpflanzen sorgen dafür, daß das Ki ständig fließt. Bei der Gestaltung des traditionellen japanischen Teehauses hat der Raum eminente Bedeutung. Ebenso wichtig sind transparente Wandschirme oder Raumteiler, so daß man ständig der unmerklichen Veränderungen des Lichtes und der Jahreszeiten gewahr wird.

Raum (Weite) erleichtert die Bewegung von Ki. Das wunderbare *Book of Tea* gibt einige einfache Ratschläge, wie die Harmonie zwischen äußerer und innerer Umgebung hergestellt werden kann: Ein Minimum an Möbeln. Eine geschickt plazierte Vase mit Blumen der Jahreszeit. Ein einziger Kirschblütenzweig im Frühling – und sammeln Sie bitte nicht gleich die Blüten ein, die sanft zu Boden fallen. Lassen Sie sie liegen. Sie sind ein Abbild der Natur!

Ein Garten für die Seele

So sollten Sie auch in Ihrem Garten leicht geschwungene, fließende und natürliche Begrenzungen aus Holz oder Stein um die Blumen- und Gemüsebeete anbringen. Vermeiden Sie rechte Winkel und schnurgerade Wege. Bedenken Sie, daß Ki in Wellenlinien strömt. Mähen Sie Ihren Rasen nicht so, daß er wie ein Kurzhaarschnitt beim Militär aussieht. Lassen Sie sich keinen Einheitsgarten von einer Schar von Gärtnern anlegen, die anrücken und nach Vorgaben irgendeines Experten im Handumdrehen Beete bepflanzen. Lassen Sie die einzelnen Bereiche des Gartens (wie verschiedene Zimmer) zu Ihnen sprechen, und bearbeiten Sie sie Schritt für Schritt nach Lichteinfall, Hitze, Schatten und Bodenqualität. Berücksichtigen Sie beim Anpflanzen der verschiedenen Blumen die Farben der Fünf Elemente, um den vorherrschenden Akzent der Landschaft, in der Sie leben – grün, karg, hügelig oder küstennah –, auszugleichen. Ziehen

Sie Kräuter im Blumenbeet und Blumen zwischen den Kräutern. Lassen Sie ein paar Unkräuter stehen, sie dienen dem ökologischen Gleichgewicht und sind Nahrung für die Kleinlebewesen im Boden. Arrangieren Sie Beete, Pflanzen und Düfte gemäß den Jahreszeiten vor Ihren Fenstern, dann brauchen Sie nicht immer vor die Tür zu gehen, wenn Sie sich an einem bestimmten Rosenstrauch erfreuen oder an einem Busch Basilikum oder Minze riechen oder die herbstlichen Rottöne eines Baumes genießen wollen. Achten Sie darauf, daß Ihnen keine Riesensträucher die Sicht verstellen, zum Hindernis werden oder Einbrechern ein Versteck bieten!

Wählen Sie mehrjährige Pflanzen, die an die klimatischen Bedingungen Ihrer Region angepaßt sind. Gewächse und Steine sollten sich in die Landschaft einfügen und einen fließenden Übergang zwischen Ihrer persönlichen und der natürlichen Umgebung schaffen. Gärten und Gartenarbeit wirken sehr ausgleichend. Ich denke oft an die heilsame Wirkung jener prächtigen Gärten und an die besänftigende Umgebung, in die viele der Schweizer Krankenhäuser eingebettet sind, in denen ich unterrichtet oder die ich besucht habe.

Die Küche und andere Arbeitszimmer

Wenden Sie die Fünf Elemente in Ihrer Wohnung entsprechend der Funktion eines jeden Raumes an.

Die Küche ist vom Element **Feuer** bestimmt. Der Herd sollte nicht direkt neben den **Wasser**-Symbolen, wie Spülbecken und Kühlschrank stehen, weil dies gegensätzliche Kräfte aktiviert. In der Abfolge der Fünf Elemente trennt **Holz** die Elemente **Wasser** und **Feuer**. Eine Arbeitsplatte oder Schränke oder Bodenbelag aus Holz zwischen Herd und Kühlschrank oder Herd und Spülbecken fördert daher das Fließen von Ki. **Feuer** und **Erde** gehen eine glückliche Verbindung ein in den Öfen, die mit Schamottesteinen ausgemauert sind, oder in den schönen alten Kachelöfen vieler Bauernhäuser in der Schweiz und in Deutschland, in denen früher Brot gebacken wurde und die von zentraler Stelle im Haus aus behagliche Wärme ausstrahlen. Die Zubereitung der Nahrung entspricht dem Element **Erde**, hinzu kommt **Metall** in Form von Kochtöpfen und Geräten zum Hacken und Schneiden sowie **Wasser** in Form von Glasgefäßen.

Sorgen Sie dafür, daß Ihre Küche praktisch eingerichtet ist und Sie im Idealfall auf einen Garten oder auf etwas anderes Inspirierendes blicken. In New York bereitete ich meine Mahlzeiten auf einer Arbeitsplatte aus Holz zu, an einem Fenster mit Blumenkästen, die förmlich überquollen von bunten Petunien und die in den heißen Sommermonaten von Schmetterlingen und kleinen Vögeln umschwirrt wurden. Im Winter hingen Töpfe mit fröhlich blühenden roten und pinkfarbenen Begonien von der hohen Decke herab. Auch meine Bücher habe ich immer an einem Fenster mit Aussicht geschrieben – auf die lauten Straßen in London oder New York, die geschäftigen Straßen der Altstadt von Jerusalem, die alten Holzscheunen auf einem Bauernhof bei Zürich oder auf die See vor der wilden Küste von Cornwall oder am Kap von Südafrika.

Derartige Ausblicke vermitteln einen feinen Sinn für den jahreszeitlichen Wandel von Ansichten, Aussichten, Gerüchen und Geräuschen, was sich im Laufe der Zeit auch in meinen Texten niedergeschlagen hat. Ausblicke stellen außerdem eine Verbindung mit der Außenwelt her, was unabdingbar ist für Ihr *Tao*, lebenswichtig für Menschen der schreibenden Zunft und andere, die viele Stunden in Abgeschiedenheit zubringen. Im Kapitel »Dimensionen von Ki« hatte ich dieses Thema bereits angeschnitten und beispielhaft die Entwürfe des Schweizer Architekten André Studer und des Florentiner Architekten Renato Severino erwähnt. Beide haben – jeder auf seine Weise – für sich und ihre Familien Häuser gebaut, in denen die Grenze zwischen »drinnen« und »draußen« raffiniert verwischt ist. Indem sie möglichst viele Ausblicke auf Himmel und Landschaft schufen, bezogen diese Architekten die leisen Veränderungen des Lichts und der Jahreszeiten in ihre Lebens- und Arbeitsräume mit ein.

Falls in Ihrem Arbeitszimmer viel Elektronik steht (Computer, Fax, Drucker, Telefone usw.), gleichen Sie diese **Feuer**-Aktivität durch Pflanzen **(Holz)** aus, erden Sie sie mit Mustern und Farben des Elements **Erde**, steigern Sie die Wirkung der Fenster **(Wasser)** und der Aussicht daraus, und sorgen Sie dafür, daß Ihre Ablagekästen und Aktenschränke **(Metall)** zweckmäßig und aufgeräumt sind. **Feuer** und **Holz** fördern die Inspira-

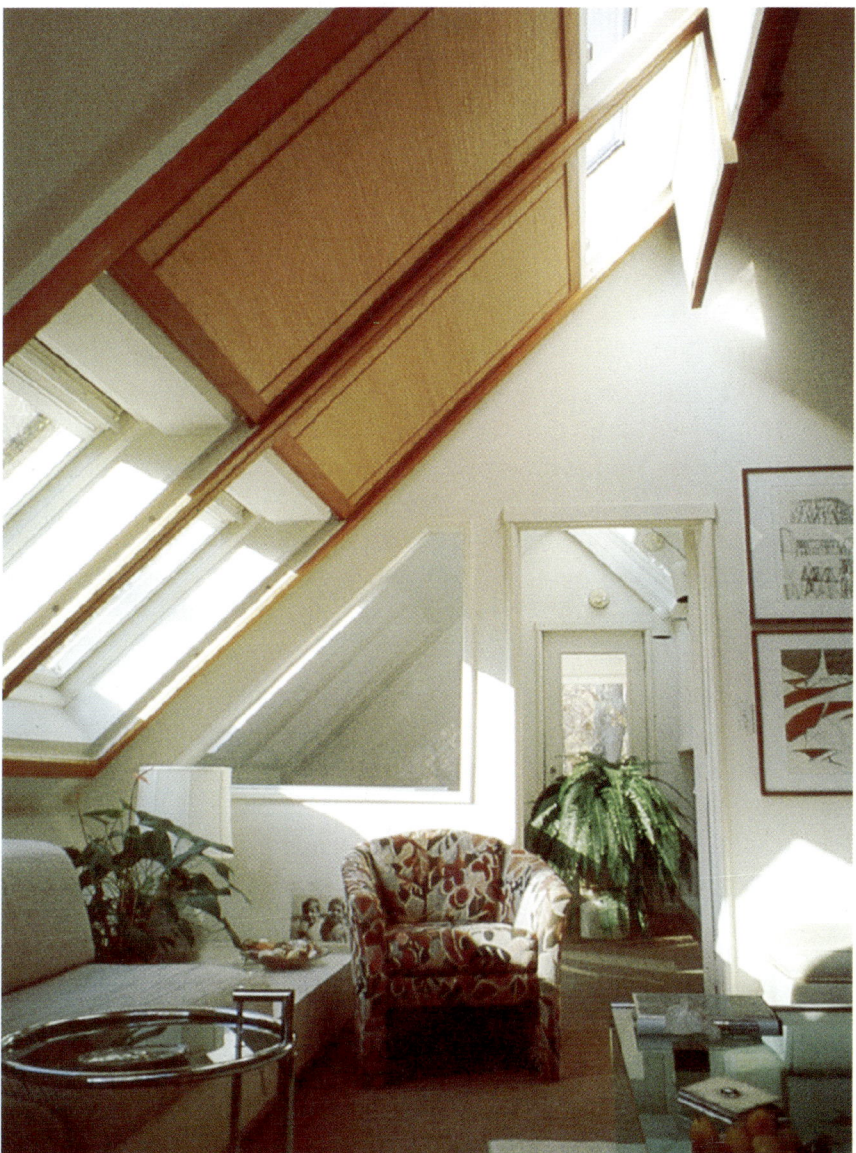

Im Haus des Architekten Renato Severino in Greenwich, Connecticut, verwischen zahllose Fenster und Lichtschächte die Grenzen zwischen »drinnen« und »draußen«. (Photo © Renato Severino)

tion und die Kreativität, **Erde** das Zentrieren und Fokussieren, **Metall** die Klarheit und Denkschärfe, **Wasser** die innere Einkehr.

Fensterlose Computerräume, in denen Terminals aufgereiht stehen, sind Friedhöfe für das Ki. Sie können aber neu belebt werden, indem man die Computernutzer veranlaßt, regelmäßige Pausen zu machen, möglichst draußen oder nahe an einem Fenster, und indem man den Raum mit Topfpflanzen (und Pflanzenlampen), Spiegeln und Landschaftsbildern ausstattet.

Wohnen und Leben

Um den Wohnbereich oder auch eine Zone der Elemente **Feuer** und **Erde** zu planen, lassen Sie all Ihre Lieblingswohnzimmer Revue passieren und notieren Sie die Merkmale, die allen gemeinsam sind. Ein Wohnraum soll vielen Funktionen gerecht werden, er muß eine Sitzecke für gute Gespräche enthalten (**Feuer** und **Metall**), Bequemlichkeit bieten (**Feuer** und **Erde**) und auch Alleinsein und ruhiges Nachdenken (**Wasser**) ermöglichen.

Verwenden Sie nicht zuviel Rot oder spitze Formen, denn ein Übermaß an **Feuer** wird leicht als bedrohlich empfunden. Geben Sie einem kühlen Zimmer Wärme, indem Sie die Wände (mit **Holz**) verkleiden oder einen dunklen lehmbraunen (**Erde**) Teppich auslegen oder hier und da handgewebte Decken mit Folkloremotiven verteilen, in die man sich gerne kuscheln mag. Terracottaziegel (Verbindung von **Feuer** und **Erde**) kühlen ein warmes Zimmer und wirken gleichwohl sehr einladend. Falls Sie zu Hause arbeiten, achten Sie darauf, daß Ihre Unterlagen nicht im Wohn- oder Schlafzimmer herumliegen, oder schirmen Sie sie irgendwie ab, sollten Sie sehr beengt in einer großen Stadt wohnen. Der Wohnraum, ob groß oder klein, sollte einen zentralen Platz (**Erde**) enthalten, der die Leute vereint; etwa einen niedrigen Tisch. »Auch ein paar Tupfer Orange (**Erde**) tragen dazu bei, ein Gespräch in Fluß zu halten und den Menschen an einen Platz zu binden«, heißt es bei Anne Gray.

Leder und alle anderen tierischen Häute symbolisieren **Feuer**, eine schimmernde, seidige, spiegelnde Oberfläche entspricht **Wasser**, handgewebte Textilien und Decken stehen für **Erde**, Mobiliar oder Regale oder metallähnliche Gegenstände für **Metall**. Achten Sie möglichst darauf, daß kein Element gegenüber den anderen überwiegt.

Werfen Sie nochmals einen Blick in Ihr Wohnzimmer. Dominiert der Fernsehapparat? Falls der Fernseher die Interaktion und die Gespräche in der Familie stört, räumen Sie das Gerät in eine Ecke und stellen Sie es in einen TV-Video-Hifi-Schrank, dessen Tür Sie schließen können, wenn es nicht benutzt wird. Oder hängen Sie eine gewebte Decke darüber. Der Fernseher ist eine ständige **Feuer**-Quelle. Sie sollten kein Fernsehgerät im Schlafzimmer aufstellen oder (wenigstens) den Bildschirm wegdrehen, bevor Sie einschlafen! Achten Sie darauf, daß keiner Ihrer Stühle mit dem Rücken zur Tür steht, es sei denn, Sie können in einem Spiegel alles sehen, was sich hinter Ihnen abspielt. Wenn eine Tür in Ihrer Wohnung einer anderen Tür direkt gegenüberliegt, hängen Sie zwischen den Türen eine Pflanze auf oder stellen Sie eine dazwischen.

Schaffen Sie Ordnung! Bedenken Sie: Unordnung unterdrückt das Element Metall, das Strömen des Ki. Während ich dies niederschreibe, blicke ich auf das hoffnungslose Durcheinander auf meinem Schreibtisch und in meinem Büro. Ich bin umringt von Stapeln unerledigter Papiere und Akten und Kartons. Ich habe das dringende Bedürfnis, einige meiner Ratschläge zu beherzigen. Sobald dieses Buch fertig ist, werde ich den Kampf gegen das Chaos aufnehmen.

Streifzug durch die Küchen dieser Welt

Bei Mahlzeiten, die von den Fünf Elementen inspiriert sind, geht es fröhlich und bunt zu. Sie können auch sparsamen Menschen, die für ihre Familie Abwechslung, Augenschmaus und gesündere Ernährung wünschen, ganz neue Impulse geben.

Über das Kochen mit den Fünf Elementen sind zahllose Bücher geschrieben worden. Sie enthalten unterschiedliche Interpretationen und Variationen, was die Anwendung innerhalb der chinesischen Medizin angeht. Wir wollen uns jedoch nur einen vereinfachten Überblick verschaffen, um uns einige Grundlagen klar zu machen. Zuallererst müssen Sie sich der Jahreszeiten stärker bewußt werden. Genießen Sie den Anblick, den Geschmack und den Duft einer jeden Jahreszeit durch die entsprechenden Nahrungsmittel und Kräuter. Kitzeln Sie Ihre Geschmacksknospen mit den Früchten und den Aromen der jeweiligen Jahreszeit, damit Sie die Gewöhnung an zu fettes und zu üppiges Essen, an Tiefkühlkost und Fastfood verlernen.

Entdecken Sie die Erzeugnisse Ihrer Region wieder neu, indem Sie vor allem auf Bauernmärkten einkaufen. Probieren Sie die Rezepte und Tips aus, die Ihnen die Bauern oft großzügig überlassen. Auch wenn Sie kein eigenes Gärtchen haben: An einem sonnigen Fenster können Sie Ihre Küchenkräuter ziehen und Sprossen keimen lassen.

In seinem Buch *Healing with Whole Foods* (Heilen mit vollwertigen Lebensmitteln) rät Paul Pitchford, die Mahlzeiten nach dem Rhythmus der Jahreszeiten zu planen und zuzubereiten. Gut bekömmliche, schnell gegarte junge Pflanzen, Blattgemüse und frische Salate im **Frühling**; zart gedünstete Speisen mit einem Hauch feurig-scharfer Aromen im **Sommer**; süßere hellbraune, gelbe oder goldene Kürbisse im **Spätsommer**; langsam geschmorte oder gebackene Wurzelgemüse im **Herbst**; herzhafte Schmorgerichte und kräftige Getreidemahlzeiten im **Winter**.

Machen Sie sich die Freude, die Regeln der Fünf Elemente bei der Hausmannskost anzuwenden, die Sie Ihrer Familie auftischen.

Monique Jamet Hooker erinnert sich in ihrem Kochbuch *Cooking with the Seasons* (Kochen mit den Jahreszeiten) nicht nur dankbar an ihre Jugend in der Bretagne, sondern auch an die je nach Jahreszeit wechselnden Aromen, Produkte, Formen und Farben in der Küche ihrer Mutter. Zwischen die Rezepte sind wunderbare Familienfotos und Anekdoten eingestreut. Am liebsten mag ich ihr Rezept für Aprikosenkuchen – von Farbe und Geschmack her ein fabelhaftes Beispiel für den Spätsommer. Die frühmorgens gepflückten Aprikosen werden am Nachmittag zu Marmelade verarbeitet oder für die Wintermonate getrocknet. Die schönsten Früchte aber verwendet man für den Aprikosenkuchen. Bei Frau Hookers Rezept schmecken Sie praktisch die Sonne und die Wärme auf der Zunge.

Monique Jamet Hookers Aprikosenkuchen

Nehmen Sie ein halbes Pfund frische Aprikosen, waschen und halbieren Sie sie. Heben Sie die Kerne auf. Knacken Sie die Kerne und holen Sie die mandelähnlichen Samen heraus. Diese brechen Sie in kleine Stückchen und rösten sie bei mittlerer Flamme in einer Pfanne. Dann mahlen Sie sie und stellen sie beiseite.

Die Aprikosen werden mit einer halben Tasse Zucker und drei Eßlöffeln Wasser fünf Minuten lang gedünstet, bis sie anfangen, weich zu werden. Nehmen Sie die Hälfte der Früchte heraus und stellen Sie sie beiseite. Die restlichen köcheln Sie für zehn Minuten weiter, bis sie ganz weich sind. Diese Aprikosen pürieren, mit den gemahlenen Aprikosensamen, Vanille, geriebener Zitronenschale, dem Saft einer Zitrone und drei verquirlten Eiern vermischen. Diese Mischung lassen Sie bei mittlerer Hitze eindicken. Sie darf nicht kochen!

Dann wird das Püree in einen vorgebackenen und ausgekühlten Mürbeteigboden (mit Rand) gefüllt und mit den zurückbehaltenen Aprikosen garniert. Bis zum Verzehr kalt stellen. Natürlich können Sie das Aprikosenpüree auch zu Eiscreme reichen.

Wir (Groß-)Stadtmenschen sind mittlerweile von den zahlreichen internationalen Restaurants, den ganzjährig erhältlichen Avocados aus dem

Nahen Osten und Südafrika, Ananas aus Hawaii und Costa Rica, den Mangos, Bananen und Papayas aus den Tropen völlig verwöhnt, ja geradezu übersättigt. Die Grenzen zwischen den Jahreszeiten scheinen aufgehoben zu sein. Das soll nun nicht heißen, daß wir bei unseren Nahrungsmitteln nicht mehr wählerisch sein und furchtbar puritanisch werden sollen, sondern nur, daß die Fünf Elemente uns wieder Möglichkeiten eröffnen, dem Lauf der Jahreszeiten zu folgen. Dabei können wir einen neuen Sinn für die Produkte der Region wie auch für heimische Rezepte entdecken. Rezepte, die zu den Menschen, der Lebensweise und den Nahrungsmitteln der Saison passen und sich über Generationen entwickelt haben.

Japan

Die japanische Küche ist ausgesprochen jahreszeitenbezogen, nicht nur, was die Rezepte angeht, sondern auch vom Ästhetischen her, so daß jede Jahreszeit angemessen gewürdigt werden kann. Meine frühere Lehrerin Pauline Sasaki, die mir eine gute Freundin wurde, erinnert sich heute noch gern an das *Tempura*-Essen (in Teig ausgebackenes Gemüse und Shrimps), das es Montag abends in ihrer Familie gab, und an frische *Sashimi* (zartester roher Fisch), wenn ihr Vater Zeit gehabt hatte, beim örtlichen Fischmarkt vorbeizugehen. Pauline, deren Eltern in Japan geboren sind, wuchs in Connecticut, USA, auf. Noch heute schwört sie, daß die beste Kombination für *Tempura* Sellerieblätter, Karotten, grüne Paprika, Zwiebeln und Süßkartoffeln sind (**bitter** und **süß**), in einen Fischsud mit frisch geriebenem *Daikon* (weißer Rettich; scharf) getunkt. Das bevorzugte Getränk war guter grüner Tee oder *Genmai* (grüner Tee mit gerösteten Reiskörnern). »Ein sehr ausgewogenes Gericht«, sagt Pauline Sasaki, »und es hat mich so beeinflußt, daß ich es auch heute noch im japanischen Restaurant bestelle (wer hat schon Zeit zu kochen?).«

Beliebte Beilagen harmonisieren den Geschmack des Hauptgerichts: Scharf und würzig ist der japanische Meerrettich *(Wasaibi)* – aber nur ein Klecks, er explodiert förmlich im Mund –, ein Schälchen Sojasauce (hell und sehr **salzig** oder dickflüssig, dunkel und weniger salzig) sowie dünne Scheibchen eingelegten Ingwers (**sauer, scharf**). Der Fisch für *Sashimi* muß fangfrisch sein, da er leicht verdirbt, und der Jahreszeit entsprechen, was auch für den Fischanteil in *Sushi* gilt (Sushi sind in *Nori*-Algen gewickelte Reisröllchen mit einem Kern aus feinst gehackten Ingredienzien der Jahreszeit – wobei es zahlreiche vegetarische Varianten gibt).

Als ich einige Winter im Anbaugebiet für Äpfel und Kirschen im Okanagan Valley von British Columbia, Kanada, verbrachte, stellte ich mir gern Vorratskeller vor, in denen die Apfel- und Gemüseernte der Gegend aufbewahrt wurde. Im Sommer hingen die Äste der Bäume tief von der Last hellrot, purpurn und blutrot leuchtender Kirschen in Geschmacksnuancen von säuerlich, herb bis berauschend süß. Seit ich im Winter in Deutschland und in der Schweiz war, liebe ich den vitaminreichen Feldsalat (Nüsslisalat in der Schweiz) mit den kleinen spinatähnlichen Blättern, den es im Winter reichlich gibt und der sogar unter Schnee wachsen kann, aber im Sommer nicht gut schmeckt, weil er zu bitter ist.

Cornwall

Eine der besonderen Freuden, als Tochter einer aus Cornwall stammenden Mutter aufzuwachsen, war unser köstliches Nationalgericht, die *Cornish Pasty* (Pastetchen), die man kennt, wo immer Leute aus Cornwall seßhaft wurden, vor allem in den Bergbauregionen Nord- und Südamerikas, Südafrikas und Australiens. Ursprünglich ein Gericht der Grubenarbeiter, ein Hauptgericht, das ungezählte Generationen von Zinngrubenarbeitern während langer Schichten unter erbärmlichen Bedingungen ernährte und das »genug Kraft gab, um einen Sturz in einen Grubenschacht zu überleben«, wie meine Mutter zu sagen pflegte. Wo immer Leute aus Cornwall leben, werden Anekdoten über die Pastete erzählt. So erzählte meine Mutter zum Beispiel, wie Familien frischgebackene Pastetchen ins Krankenhaus schmuggelten und erkrankten Angehörigen verbotenerweise gleich nach einer Operation zu essen gaben. Meine lustigste Erinnerung ist der Anblick meiner Mutter, wie sie unserem Hund durch den Garten hinterherrannte, nachdem er ein Rumpsteak vom Küchentisch geschnappt hatte, als sie gerade Pasteten für eine abendliche Einladung zubereitete. Es gelang ihr, das Fleisch zu retten und ihre Pasteten zu füllen, wie es sich gehörte. Hier ist das Rezept meiner Mutter.

Cornish Pasty, hausgemacht

Zuerst bereiten Sie einen Pastetenteig (aus Mehl, Butter, Salz und ein wenig Wasser; alles gut verkneten). Für die Füllung brauchen Sie je einen Teller rohe Kartoffelscheiben, gehackte Zwiebeln und fein gewürfeltes Rumpsteak (mit oder ohne Bißspuren). Für mich nahm meine Mutter anstelle des Fleisches geriebene Karotten, Rübchen und Pastinaken, da ich Vegetarierin bin.

Rollen Sie den Teig aus: für eine kleinere Pastete zu einer Platte von Kuchentellergröße oder von der Größe eines großen flachen Tellers für den Riesenhunger.

Geben Sie eine gute Handvoll Kartoffelscheiben in die Mitte der Teigplatte, darüber eine Handvoll Zwiebeln und als Krönung eine Handvoll Fleischwürfelchen, salzen und pfeffern Sie kräftig und geben Sie noch ein Stückchen Butter obendrauf. Dann heben Sie die eine Teighälfte an, klappen sie über die andere, drücken die Ränder zusammen, so daß ein Halbmond entsteht. In die Mitte der Pastete stechen Sie ein kleines Loch, damit der Dampf entweichen kann. Jetzt verquirlen Sie ein Ei in einer kleinen Schüssel und streichen es großzügig über die Pastete, damit sie beim Backen goldgelb wird. Meine Mutter sagte immer, die Backtemperatur sei von Land zu Land verschieden, je nach Klima – wählen Sie daher die Temperatur, die Sie bei einer Fleischpastete einstellen würden. Oder machen Sie es einfach wie in Cornwall: Backen Sie sie 10 Minuten bei 200 °C und dann noch 35 Minuten bei 190 °C.

Die dicht gepackten Gemüse (mit oder ohne Fleisch) entwickeln einen leicht süßlichen Geschmack mit einem Hauch von Salz und Pfeffer. Obwohl die Pastete bestens geeignet ist, um Sie durch einen stürmischen Wintertag zu bringen, kann man sie in handlicher Größe auch gut zu sommerlichen Picknicks mitnehmen. Ich habe schon Exilanten aus Cornwall erlebt, die an einem mörderisch heißen Tag in den Tropen mit Hingabe und einem kalten Bier ihre Pasteten schmausten. Die *Empanada,* eine kleinere, regionaltypische Pastetenvariante, soll ursprünglich von Bergleuten aus Cornwall in den Zinnabbaugebieten Boliviens eingeführt worden sein.

Kompositionen und Kombinationen

Ein gemischter Salat ist eine wunderbare Gelegenheit, mit Farben und Aromen der Fünf Elemente zu experimentieren. Dennis Ruiz, ein Maler aus New Orleans, erzählte mir einmal beim Schnippeln von frischen roten Beten, Zwiebeln und Karotten, er mische beim Kochen alle möglichen aufregenden Farben zusammen wie die Farben auf seinen Gemälden. Es ist eine phantastische Art, einen Salat zu komponieren. Geben Sie verschiedene dunkle und helle Blattsalate (**Holz**) in eine Schüssel, fügen Sie Radieschen, Tomaten und geraspelte rote Bete (**Feuer**), gelbe Paprika und geraspelte Karotten (**Erde**), geriebenen Rettich (**Metall**) und ein paar schwarze Bohnen (**Wasser**) hinzu, und schon haben Sie die vollständige Palette der Fünf Elemente.

Eine ebenso farbenfrohe Fünf-Elemente-Komposition können Sie als Potpourri von Gemüsen zusammenstellen, die Sie kurz sautieren oder dünsten, damit sie knackig bleiben und ihre Farbe behalten – Zucchini, Brokkoli, rote Paprika, Karotten, goldfarbener Kürbis, Kartoffeln, Sellerieknolle und Pilze.

Wenn ein Geschmack und eine Farbe zufällig gut zusammenpassen, ist es natürlich noch besser – etwa mit Hirse. Das Getreide ist blaßgelb, schmeckt süßlich und ist mit dem Element **Erde** verbunden. Die Kaffeebohne hingegen ist ursprünglich rot und ihr Geschmack bitter, ein gutes Beispiel für **Feuer.**

Jedem Element ist eine Getreideart zugeordnet: Mais gehört zu **Feuer** – und ist in scharfen mexikanischen Gerichten sehr beliebt. Traditionell ist Mais natürlich für viele Ureinwohner Amerikas eine heilige Pflanze, ganz besonders bei den Hopi-Indianern. Reis gehört zu **Metall,** ist im Fernen Osten ein Grundnahrungsmittel und wirkt bei scharf gewürzten Speisen mildernd. Bohnen, vor allem schwarze Bohnen, gehören zu **Wasser** und sind im Winter ein ausgezeichneter Fleischersatz in Eintöpfen. Getreide und Bohnen (**Feuer** und **Wasser**) ergeben ein perfektes Gleichgewicht und werden in vielen mexikanischen Gerichten kombiniert. Mais und Bohnen gedeihen auch auf dem Acker gut zusammen, so wie viele andere Nahrungsmittel, die man gerne zusammen ißt, beispielsweise Tomaten und Basilikum.

Denken Sie bei den **Geschmacksqualitäten** an die Reihenfolge der Elemente: **Holz** (sauer), **Feuer** (bitter), **Erde** (süß), **Metall** (scharf) und **Wasser** (salzig).

Die Kunst besteht darin, die Geschmacksqualitäten je nach Klima oder individuellen Erfordernissen auszugleichen oder zu kombinieren. Im allgemeinen wirken **süße** und **scharf** gewürzte Speisen wärmend, **saure, bittere** und **salzige** Speisen hingegen kühlend. Darüber hinaus gibt es weitere Wirkungen. Dem Professor der Heilpflanzenkunde Dr. Guoen Wang zufolge wirkt **sauer** adstringierend, **bitter** ausleitend, **scharf** verteilend oder auflösend, **salzig** kann kathartisch wirken, und **süß** verteilt das Ki, befeuchtet und wärmt.

In vielen Nahrungsmitteln oder Kräutern vereinen sich unterschiedliche Geschmacksnuancen, wobei die Wirkungen, die sie entfalten, dem Geschmack nicht immer entsprechen. Ein erfahrener Praktiker der chinesischen Medizin kann Sie hinsichtlich der Nahrungsmittel, Kräuter und Geschmacksqualitäten beraten, die Sie medizinisch benötigen, je nachdem ob Ihr chronischer oder akuter Zustand trocken, feucht, heiß oder kalt ist. In Barbara Temelies Buch *Ernährung nach den Fünf Elementen* findet sich darüber hinaus ein lesenswertes Kapitel über die Stärkung der Liebeskraft – allein durch eine Veränderung der Ernährungsgewohnheiten.

Produkte aus Sojabohnen, wie *Tofu* und *Tempeh,* sind vielseitig verwendbar und gesund und bei uns Vegetariern sehr beliebt. Geschmacksneutral, befeuchtend und kühlend, eignen sich diese Nahrungsmittel wunderbar für den Sommer und bei trockener Witterung, und je nach Jahreszeit und Bedarf können sie mit scharfen oder pikanten Gewürzen und verschiedenartigen phantasievollen Aromen ausgeglichen werden.

New Mexico

In New Mexico faszinierte mich, daß zu den Mahlzeiten Honig auf den Tisch gestellt wurde. Man wird aufgefordert, ein Stückchen *Soppapilla* (aufgegangenes Brot) in Honig zu stippen, um den Mund zu kühlen und dadurch die Wirkung einer höllisch scharfen Pfefferschote zu mildern.

Die regionalen Varianten der mexikanischen Küche sind zahllos und präsentieren sich in den lebhaftesten Farben mit roten, grünen und gelben Paprika, Tomaten und Koriander, dunkelgrünen *Jalapeño*-Chilis und kühlender *Guacamole* (Avocadopüree). Obwohl ich, als wir von Mexiko wegzogen, mit meinen vier Jahren noch zu jung war, um mich an mehr zu erinnern als an die ständig auf dem Herd schmurgelnden würzigen *Frijoles* (Bohneneintopf), mochte ich die köstlichen mexikanischen Gerichte immer, und um so mehr, seit ich im benachbarten Texas lebe. Die kombinierten Farben und Geschmacksnuancen vieler beliebter mexikanischer (und noch schärferer texanisch-mexikanischer) Gerichte sind reinste Fünf-Elemente-Lehre, selbst wenn man nur die Grundzutaten Bohnen und Mais (**Wasser** und **Feuer**), *Guacamole* (**Holz** und **Erde**), gewürzten Reis (**Metall** und **Feuer**), *Tortillas* (Fladenbrot aus Mais oder Weizen) und die köstliche Margarita (Cocktail aus Tequila und Zitronensaft) zum Abkühlen (saurer Geschmack – **Holz** –, in einem Glas mit in Salz getauchtem Rand – **Wasser**) betrachtet. An einem glühend heißen Tag gibt es zum Durstlöschen nichts Besseres als blaue Maischips und eine Schüssel hausgemachte Salsa (frische Tomaten – **süß, sauer, salzig** – und, besonders gut gegen Durst: Koriander – **bitter** und **kühlend**; rohe Zwiebel und schwarzer Pfeffer – **scharf** und **hitzeverteilend**; ein Schuß Limettensaft – **bitter, sauer** und **kühlend**; frischer Knoblauch – **scharf, entgiftend, hitzeverteilend**, daher **kühlend**) und die spezielle Kräutermischung des jeweiligen Restaurants oder Lieferanten.

Indien

Auch bei den vielen regionalen Varianten indischer Koch- und Würzkunst finden Sie die Geschmackspalette der Fünf Elemente wieder. Eine der klassischen *Masalas* aus verschiedenen Gewürzen enthält Kardamom, Zimt, Nelken, schwarzen Pfeffer und Muskat und wird in manchen Regionen durch Zugabe von Koriander und Kreuzkümmel noch würziger. Auch indische Gerichte sind je nach Region stark gewürzt, es gehören indes Beilagen in Form **süßer, pikanter** oder **bitterer** Chutneys oder auch alle drei dazu, außerdem *Raita,* das ist mit **süßen** (Banane), **sauren** (Gurke) oder **bitteren** (Spinat) Früchten oder Gemüsen angemachter Joghurt. Joghurtgetränke können pur sein, **süß** (Mango) oder **salzig**. Ein indisches Essen ist somit wie eine Huldigung an die Fünf Elemente.

Scharfe, würzige Speisen passen aus einem ganz einfachen Grund gut in heißes Klima. Sie wärmen innerlich, so daß Ihnen an einem heißen Sommertag kühlender Schweiß ausbricht! Gut gewürztes Essen wirkt außerdem schleimlösend und abschwellend, hilft hervorragend bei Verstopfung oder behinderter Nasenatmung und fördert die Lunge-Dickdarm-Verbindung des Elements **Metall!**

Ukraine

Die in Austin, Texas, praktizierende Akupunkteurin Alighta Averbukh, die in Odessa, Ukraine, geboren wurde und ganz nebenbei eine fabelhafte Köchin ist, erzählt von ihren frühesten Erinnerungen: wie sie aus der Schule nach Hause kam, die Tür öffnete und ihre Großmutter erblickte, die den duftenden *Borschtsch* in einem Topf auf dem Gasherd umrührte. Sie hebt hervor, wie abwechslungsreich dieses Lieblingsessen je nach Region und Jahreszeit zubereitet wird. Alightas Wintervariante des Borschtsch ist ein nahrhafter, dicker Eintopf – ganz anders als die leuchtendroten Suppen, die ich in Londoner oder Berliner Restaurants geschlürft habe. Hier ist ihr Rezept.

Alightas Borschtsch

Sautieren Sie gewürfelte rote Bete, Karotten und Zwiebeln. Kochen Sie Kartoffeln und Kohl in einem anderen Topf. Sobald die Kartoffeln und der Kohl gar sind, rühren Sie die sautierten rote Bete, Karotten und Zwiebeln unter. Würzen Sie mit Knoblauch, Salz und Pfeffer. Vor dem Servieren mit gehackter Petersilie bestreuen und einen Schlag saure Sahne draufgeben. Die gegarten Gemüse vereinen sich zu einem **süßlichen** Aroma, sind sehr nahrhaft an kalten Wintertagen und werden durch **scharfen, bitteren** und **sauren** Geschmack ausgeglichen.

China

Dr. Jamie Wu und Dr. He Yan Wu, meine Kollegen und Freunde an der Akademie für Fernöstliche Medizin hier in Austin, luden eine Gruppe von uns zu einem traditionellen Essen ein, das in ihrer Herkunftsprovinz

Szetschuan sehr beliebt ist. Es handelt sich um eine Art chinesisches Fondue, mit dem Unterschied, daß der Topf in zwei Hälften unterteilt ist – eine für Yin-Brühe und Yin-Gewürze und eine für Yang-Gewürze. Bei den Gemüsen sind alle Geschmacksrichtungen vertreten, je nach Jahreszeit und ob sie gerade angeboten werden.

Die meisten Kolleginnen und Kollegen an der Akademie nehmen keine Milchprodukte zu sich, und ich selbst habe meinen Verzehr während der letzten zwanzig Jahre auf ein Minimum reduziert. Doch bei meinen Reisen rund um den Globus habe ich ausgeprägte Antennen und so großen Respekt vor landestypischen Gerichten entwickelt, daß ich zum Beispiel niemals einem Schweizer Patienten raten würde, auf Käse und Schokolade gänzlich zu verzichten, sondern nur, sich ein wenig umzustellen. Ich empfehle meinen Patienten Käse, der ohne Lab hergestellt ist, und Milchprodukte ohne Hormonzusätze.

Schweiz

Freilich gibt es nichts Köstlicheres als ein Schweizer Käsefondue, um das Herz zu erfreuen, nachdem man mehrere Stunden in den Bergen durch den Schnee gestapft ist. Selbstverständlich ist es ein schweres Essen, und niemand würde es sich jeden Tag oder gar im Sommer wünschen, aber es gibt Möglichkeiten, ein Käsefondue leichter verdaulich zu machen. Bringen Sie das Fondue als ein Mittag- oder frühes Abendessen, jedoch nie spät abends auf den Tisch. Sie essen weniger, wenn es zum Ausgleich knackigen grünen Salat gibt, das heißt, Sie können Nahrungsmittel der Geschmacksnuancen und Beschaffenheit **bitter** und **sauer** auf den Tisch bringen, um die enorme Konzentration des Elements Metall beim Käse auszugleichen. Wählen Sie ein Brot mit schöner Kruste, am besten Weizenvollkorn-, kein Mehrkornbrot, denn das liegt zu schwer im Magen. Und servieren Sie heißen Tee zum Fondue (niemals kalte Getränke), damit der Käse leichter verdaulich ist.

Eine beliebte Käsefonduemischung in den deutschsprachigen Schweizer Kantonen besteht aus Gruyère, Vacherin und Appenzeller, alles kräftige, herzhafte Käsesorten. Wenn Sie einen milderen Geschmack wünschen, können Sie den Appenzeller durch Emmentaler ersetzen. Wie ich von der Deutschschweizerin Bernadette Winiker erfuhr, hat jedes Käsegeschäft und jede Käseabteilung in den großen Kaufhäusern eine Hausmischung und reibt Ihnen den benötigten Käse ganz frisch.

Schweizer Käsefondue

Pro Person sollten Sie mit etwa 100 bis 150 Gramm geriebener Käsemischung rechnen. Und so wird's gemacht: Reiben Sie den Fonduetopf (das Caquelon) mit einer Knoblauchzehe aus (**scharf** – und gut für die Verdauung). Lassen Sie das Caquelon auf dem Herd sehr warm werden und schmelzen Sie darin langsam die Käsemischung. Dann gießen Sie ein Glas trockenen Weißwein an. Wenn alles gut vermischt und heiß ist und sämig wird, rühren Sie einen Eßlöffel in wenig Wasser aufgelöster Maisstärke (**Feuer**) und einen Schuß Kirschwasser (**bittersüß** und köstlich) unter. Rühren Sie langsam und vorsichtig, bis sich die Zutaten zu einem glatten, cremigen, dicklichen Brei verbunden haben. Nehmen Sie den Topf vom Herd und halten Sie das Fondue bei Tisch auf einem Rechaud heiß. Jetzt helfen Ihnen die Gäste beim Rühren, indem sie einen Würfel Brot auf die Gabel spießen und durch das Fondue ziehen. Nehmen Sie sich Zeit zum Essen. Und, wie die Deutschschweizer sagen: en Guete!

Kräuterküche

Eine meiner Leibspeisen schließlich ist Pasta mit frischem Salbei. Zum ersten Mal aß ich dieses köstliche Gericht in Cannero am Lago Maggiore, an der italienisch-schweizerischen Grenze. Meine Freunde Sonja und Klaus Jaussi pflückten einfach eine gute Handvoll Blätter von einem riesigen Salbeibusch in einer Ecke ihres Gartens, sautierten sie kurz, gossen die Spaghetti ab und vermischten sie mit dem Salbei. Köstlich! Ideal im Frühjahr wie im Sommer, erfrischend **scharf** und **bitter** im Geschmack, gut für die Leber, für das Herz und die Verdauung. In der chinesischen Medizin verwendet man Salbeiwurzel bei bestimmten Störungen der Menstruation und der Herzfunktion, um die »Stagnation des Blutes« aufzuheben.

In Deutschland und in der Schweiz habe ich mir angewöhnt, im Winter bei Husten und bei Halsschmerzen frischen Salbeitee zu trinken. In Berlin-Kreuzberg erzählte mir ein türkischer Apotheker, daß man in vielen Cafés in der Türkei im Winter Salbeitee ausschenkt, um Erkältungen zu bekämpfen.

In welchem Land ich auch lebe, immer versuche ich, Salbei zu ziehen. In meinem Kräutergarten in Austin sind die Pflanzen vom vergangenen Jahr an einer sonnigen Stelle inzwischen zu einem prächtigen Busch herangewachsen, und wir laben uns mindestens einmal in der Woche an Pasta mit Salbei. Eine einheimische robuste Salbeiart mit lila überlaufenen Blättern schmückt die Front meines Hauses und den Steingarten. Wie es im Südwesten der USA Sitte ist, räuchere ich das Innere des Hauses, vor allem den Shiatsu-Raum, mit Salbeiblättern, um die Luft zu reinigen.

Probieren Sie Neues aus mit all den Kräutern, die Sie sonst nur zum Würzen verwenden. Statt Petersilie bloß dekorativ über das Essen zu streuen, versuchen Sie mal einen Salat, in dem Sie verschiedene Arten von Petersilie miteinander kombinieren, und genießen Sie die leicht bitteren, salzigen Noten. Petersilie schmeckt nicht nur lecker, sie ist auch ein ausgezeichnetes Entwässerungsmittel. Sie brauchen nur wenig Platz (Blumenkasten oder eine winzige Ecke im Garten), um die wichtigsten Gewürzkräuter Petersilie, Salbei, Thymian, Rosmarin, Oregano und Basilikum zu ziehen. Suchen Sie, je nach Jahreszeit, neue Verwendungsmöglichkeiten dafür, um die unterschiedlichen Geschmacksqualitäten und die heilsamen Wirkungen entsprechend den Fünf Elementen zu würdigen.

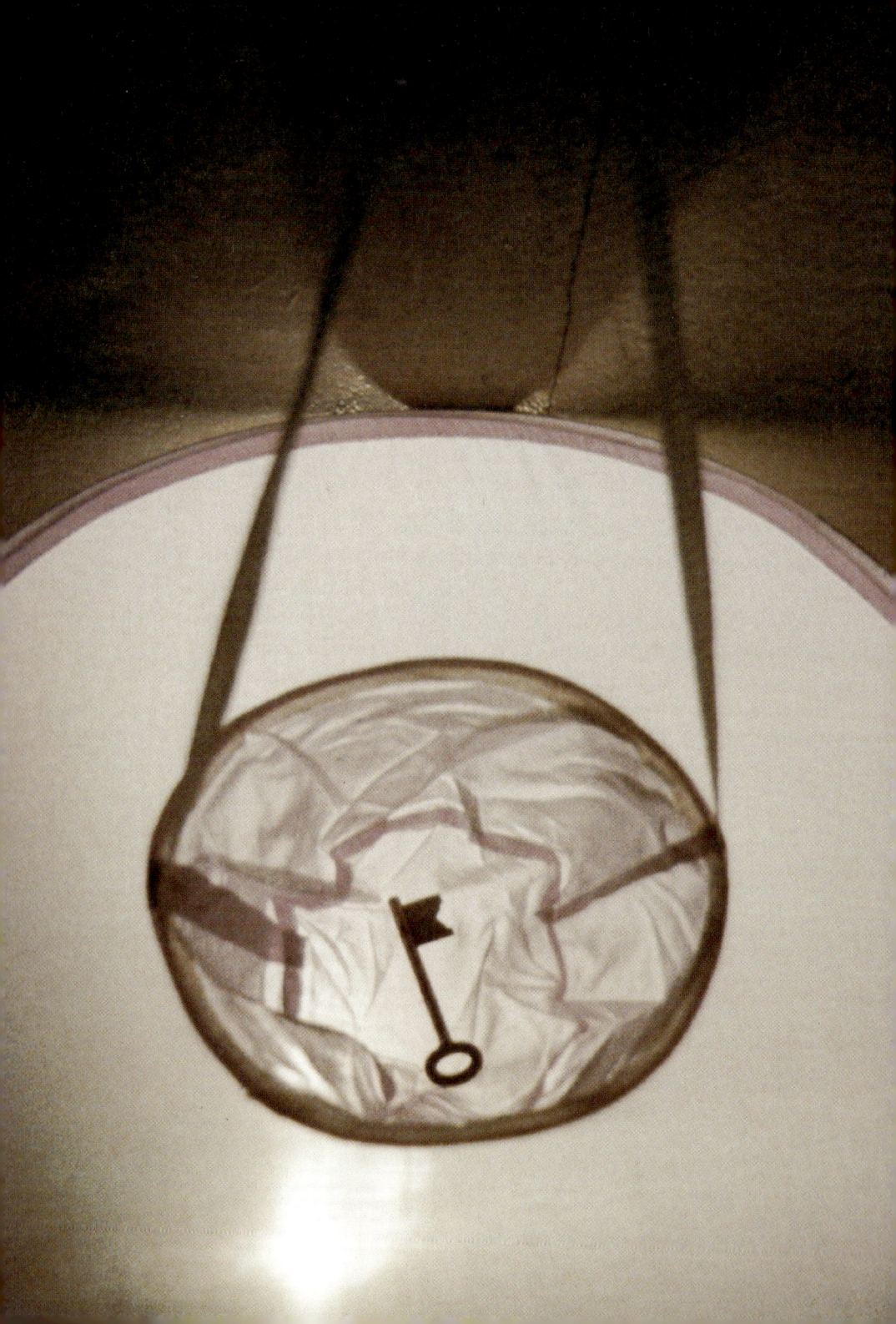

Kapitel 6

Fallstudien und Zyklen im System der Fünf Elemente

◀ Das Element Metall wird hier durch den Schlüssel im Hut symbolisiert. Dieses Objekt ist Teil einer Installation mit dem Titel *14 Hooks, 14 Hats, 5 Elements* der New Yorker Künstlerin Jessica Higgins. (Photo © Jessica Higgins)

Fallstudien im Sechserpack: Joe, Lisa, Angelika, Helene, Martin, David

Vielleicht ist es jetzt angebracht, daß ich Ihnen ein paar Fallstudien aus verschiedenen Ländern berichte und Sie feststellen, ob irgendwelche Charakteristika auf Sie oder auf einen nahen Angehörigen, Ihre Chefin, Ihren Expartner oder Ihre derzeitige Rivalin zutreffen.

Joe (Holz)

Joe lebte in New York City, er hatte eine Spitzenposition an der Wall Street, war Mitte vierzig und hatte in der Armee gedient. Ich wußte immer, wenn er kam, denn sobald er aus dem Taxi sprang, konnte ich hören, wie er in sein Handy bellte, bevor er bei mir klingelte. In einer fast militärischen Haltung betrat er das Behandlungszimmer, als wollte er von Anfang an alles beherrschen und das Tempo bestimmen. Seine ersten Worte waren gewöhnlich: »Ich muß in genau 45 Minuten hier raus.«

Joes Muskeln waren total verspannt. Er brachte soviel Starre in das Behandlungszimmer, daß alles zu knirschen schien, wenn er sich umzog. Bloß weil er jedes Jahr am Marathonlauf durch New York teilnahm, glaubte Joe, er sei großartig in Form, und hielt Stretching für »weibisch«, bis er sich eine Achillessehnenverletzung zuzog. Wegen seiner Geschäftstermine pflegte er erst spät abends zu essen. Mich suchte er jedoch ursprünglich wegen Kopfschmerzen, überanstrengter Augen und Verspannungen im Nacken auf, die angeblich durch Überbeanspruchung am Laptop beim Fliegen und in Flughäfen zwischen seinen zahlreichen Terminen verursacht waren. Die Kopfschmerzen machten sich allmählich bei seiner ständigen Leistungsüberforderung störend bemerkbar. Er verlangte von mir quasi eine »Sofortheilung«. Ich erklärte ihm, das sei unmöglich. Ich schlug ihm vor, zum Ausgleich ein Fitneßstudio zu besuchen, zu schwimmen (das Element **Holz** mußte bei ihm mit **Wasser** besprengt werden) und bei nächster Gelegenheit in einen Tai-Chi-Kurs zu gehen, um etwas über seine Atmung und seine Energie zu lernen (ein wenig **Metall,** um das **Holz** auszudünnen). Außerdem riet ich ihm, an einigen Tagen früher schlafen zu gehen, um seine extrem anstrengende, Yang-betonte Lebensweise auszugleichen. Das wies er als »nicht machbar« zurück. Wir sprachen über seine langen Nächte, und schließlich gab er halbwegs zu, daß er wie süchtig im Internet surfte, weil er seit seiner Scheidung nur so abschalten könne. Als Kompromiß schlug ich ihm vor, seine Zen-Shiatsu-Sitzungen vom Mittag des Arbeitstages auf den Abend zu verlegen, damit er besser einschlafen könne. Nach wenigen Wochen begann er eine Veränderung zu bemerken, und schließlich erklärte er sich bereit, jemanden zu engagieren, der in seinen Büroräumen Tai-Chi- und Meditationskurse halten sollte. Einen Monat später erzählte er mir, er leide weniger unter Kopfschmerzen, und fragte: »Warum zum Teufel haben Sie mir das nicht früher geraten?«

Lisa (Feuer)

Lisa lebte in Boston, sie war Mitte Dreißig und eine bekannte Künstlerin, die mich ursprünglich aufsuchte, weil sie in einer Schaffenskrise steckte. Normalerweise war sie ein impulsiver, freimütiger Mensch, hatte sich aber wegen ihrer Blockierung in sich verkrochen und zurückgezogen. Das bereitete ihr viel Kummer, fürchtete sie doch, nie wieder malen zu können. Ich bemerkte, daß sie viel Schwarz trug, und schlug vor, sie solle sich doch etwas Rotes in ihren Kleiderschrank hängen und ihr Zimmer mit ein paar roten Blumen freundlicher gestalten. Ich behandelte ihren **Herz**meridian (einer der Meridiane des Elements **Feuer**) und erklärte ihr, daß der **Herz**meridian auch als Lenker der Sinne gilt und daß er der Mechanismus ist, durch den sie alle Informationen, die ihre Sinne sammelten, aufnahm und verarbeitete. Eine Mal- oder Schreibhemmung ist typischerweise eine Art Ausfall in diesem Bereich. Dem Künstler fehlt der Schwung, die Resonanz, die Erregung, die Interaktion mit der Welt. Er fühlt sich wie ein Zombie, ein lebender Toter.

Ich riet ihr auch, ihr **Feuer** mit ein wenig **Holz** anzufachen, indem sie durch den Park ging, anstatt die U-Bahn zu benutzen. Und ich empfahl ihr, diese beiden Elemente mit **Wasser** und ihrer großen Liebe zum Meer zu nähren: Sie sollte ohne Rücksicht auf das Wetter lange Spaziergänge am Strand unternehmen. Nach mehreren Wochen erzählte sie mir während einer Sitzung, sie habe wieder zu malen begonnen. Ihre Arbeiten waren unglaublich differenziert, detailreich und zeitaufwendig. Ich fühlte mich sehr geehrt, als ihre Rückkehr an die Leinwand auch mir ein

Bild bescherte. Ein Riesenformat, sehr dramatisch. Mächtige, kühn gesetzte Rottupfer brachen förmlich aus einem massiven schwarzen Hintergrund hervor. Meine Arbeit für sie war damit abgeschlossen.

Angelika (Unterstützendes Feuer)

Angelika, eine in Berlin lebende Autorin, machte gerade eine unerfreuliche Scheidung durch. Sie bat mich um einen Hausbesuch, weil sie sich außerstande fühlte, sich durch die Straßen der Stadt zu kämpfen. Vor ihren Fenstern ragten hohe Kräne in den Himmel, denn sie wohnte in einem Eckhaus bei einer der riesigen Baustellen Berlins Ende der neunziger Jahre. Wir schlossen die Fenster, um die lärmenden Preßlufthämmer und den Staub auszusperren, und ließen die Rolläden herunter. Doch jedes Mal, wenn ich mit der Behandlung beginnen wollte, klagte sie, ihr sei kalt, obwohl das Zimmer sehr warm und gemütlich war. Wir zogen mit der Matte von einem Zimmer ins nächste, doch sie fand immer noch, daß es zog. Ich kontrollierte rundum alle Fenster. Ich legte Decken und Kissen an die Türen. Sie klagte weiter über Zugluft. Schließlich nahm sie ihre Matte, verkroch sich damit unter einen großen alten Schreibtisch und sagte: »Ah, endlich ein warmes Plätzchen!« Da wurde mir klar, daß es weniger die Temperatur war, sondern ihr Gefühl der Verletzlichkeit und Unsicherheit, das sie eine dunkle Ecke aufsuchen ließ. Folglich kroch auch ich unter den Schreibtisch und improvisierte ein paar Handgriffe, mit denen ich sie bequem behandeln konnte. Es war ein bißchen, als würde ich in einer Hundehütte arbeiten. Angelika zeigte einige typische Störungen des **Kreislauf**meridians: die scheidungsbedingten Verletzlichkeiten bewirkten, daß sie sich schutzlos, kalt, klein fühlte. Nach der Sitzung erzählte sie mir, sie wünsche sich nichts mehr, als ein heißes Bad zu nehmen (**Feuer** und **Wasser** – eine schützende Kombination – und eine Möglichkeit, die Extreme in ihrem Leben entweder zu hegen oder auszugleichen). Neu gestärkt kam sie schließlich aus dem Bad. Später erzählte sie mir, sie benutze die neue Energie, um einige Probleme (die sie bisher verdrängt hatte) mit ihrem Rechtsanwalt in Angriff zu nehmen (**Holz** zwischen **Wasser** und **Feuer**).

Helene (Erde)

Helene lernte ich in Montreal kennen. Ursprünglich hatte ihr Vater sie zu mir gebracht, als sie noch ein Teenager war. Um die Zeit ihrer Menstruation litt sie immer unter heftigen Schmerzen und Migräneanfällen. Da ich nur mit Helene arbeiten konnte, wenn ich in der Stadt unterrichtete, bot ich an, ihrem Vater ein paar einfache Techniken beizubringen, mit denen er ihre Schmerzen und Beschwerden ein wenig lindern könnte. Doch in dem Augenblick, als er ihr die Hände auf die Schultern legte, konnte ich an ihrer Reaktion ablesen, daß in ihrer Beziehung irgend etwas nicht stimmte. In der nächsten Sitzung war ich mit ihr allein und teilte ihr meine Befürchtung mit. Daraufhin erzählte sie mir, daß sie seit dem fünften Lebensjahr von ihrem Vater sexuell mißbraucht wurde. Sie merkte, daß sie nur an den Tagen in der Familie für sich sein konnte, an denen sie so heftige körperliche Schmerzen hatte, daß sie sich in ihrem Zimmer einschließen konnte. Sie meinte, die Menstruation biete ihr eine »Rückzugsmöglichkeit«. Sie brachte auch viele Stunden mit Lernen und Lesen zu und war entschlossen, Bildung als Fluchtweg aus der Familie zu nutzen.

Die Mutter war ihr gegenüber stets feindselig gewesen. Helene beschrieb dies schlicht als »Unverträglichkeit der Charaktere«. Es war eine furchtbare Situation. Helene weigerte sich, ihren Vater anzuzeigen, da sie Angst hatte, sich zu exponieren, die Familie zu zerstören und ihren jüngeren Geschwistern zu schaden.

Kurz nach unserem Gespräch verließ sie das Elternhaus und reiste mit dem Rucksack durch Europa (womit sie die Elemente **Holz** und **Feuer** in sich zum Ausdruck brachte), bevor sie in Paris zu studieren begann. Sie wurde eine erfolgreiche Marathonläuferin, gestand mir aber Jahre später, sie habe Phasen von Bulimie (auch eine Störung des Elements **Erde**) durchgemacht, um ihr Gewicht zu halten und ihr Lauftempo aufrechtzuerhalten. Ihre Liebesbeziehungen waren nicht einfach. Sie kennt die Zusammenhänge zwischen ihrem Dilemma mit der Familie und ihren heutigen Problemen. Sie scheut Körperarbeit als zu »gefühlsbeladen und berührungsintensiv«, fand aber, daß ihr eine Therapie sehr half, nachdem sie einen Therapeuten gefunden hatte, der ihrem scharfen Intellekt gewachsen war. In den letzten Jahren hat sie außerdem hart und sehr großmütig daran gearbeitet, die schwierige familiäre Situation zu normalisieren (**Erde** neu ordnen).

Martin (Metall)

Martin, ein Geschäftsmann in Zürich, suchte mich ursprünglich wegen schlimmer Atembeschwerden auf, die, wie ich sehen konnte, durch extreme Schleimproduktion verursacht wurden. Seine Nase war verstopft, sein Teint war bleich, und er klang immer, als sei er erkältet. Außerdem litt er häufig an Verstopfung. »Martin«, meinte ich, »vielleicht könnte es helfen, wenn du weniger Milch und Käse essen würdest?« »Aber Pamela«, jammerte er, »ich bin *Schweizer!*« Wir lachten beide, aber er sah die Notwendigkeit ein, seine Ernährung umzustellen. Während unseres Gesprächs räumte er ein, sich im Herbst sehr niedergeschlagen zu fühlen. Er hatte eine Neigung, dann passiv zu werden und sich zurückzuziehen, was mit seinen Worten ein »Abrutschen« in einen langen düsteren Winter (**Wasser**) bedeutete. »Stimmt«, sagte ich, »zieh deinen Mantel wieder an. Zum Teufel mit Shiatsu heute! Laß uns einen strammen Spaziergang am Zürichsee machen und miteinander reden.« Es war einer dieser Tage, an denen die silberne Fläche des Sees die zeitentrückte Stille eines Gemäldes von Monet ausstrahlte. Die Badegäste des Sommers und Spätsommers waren verschwunden. Die Yachten lagen abgetakelt vor Anker, Masten standen schräg vor dem weißen Horizont. Ruderer in Kapuzenhemden bewegten sich rhythmisch und mühelos über den See und kräuselten kaum die spiegelglatte Oberfläche.

Doch die Schönheit schien Martin nicht anzurühren. Bei dieser Gelegenheit erzählte er mir, die Jahreszeit sei ein Problem für ihn, seit er seine »Mitte« verloren hatte, seine Verankerung in der **Erde**, als er sich im Herbst vor zwei Jahren von seiner Frau getrennt hatte. »Es ist, als wäre ich programmiert, im Herbst depressiv zu werden«, sagte er.

Unterwegs diskutierten wir Möglichkeiten, wie er diese Zeit im voraus planen könnte (**Holz**), nämlich im Sommer (**Feuer**), der Jahreszeit, die er am meisten mochte. So könnte er sich für den Herbst etwas Abwechslung vornehmen, etwa Urlaub machen oder Fortbildungskurse, für die er sich interessierte. Er sah ein, daß dies nur logisch war, und wir diskutierten seine Möglichkeiten. Er wußte, daß seine Probleme durch Inaktivität schlimmer wurden. Am Tag nach unserem Gespräch erzählte er mir, er habe beschlossen, künftig die fünf Kilometer zwischen Wohnung und Geschäft mit dem Fahrrad oder zu Fuß zurückzulegen, anstatt die Straßenbahn zu nehmen, weil er – wörtlich – das Bedürfnis habe, »wieder seinen Atem zu spüren«.

David (Wasser)

David war gerade aus dem Krankenhaus entlassen worden und fragte, ob ich ihn zu Hause behandeln könne. Als er mir die Tür seiner Londoner Wohnung öffnete, fiel mir als erstes die düstere, tintenschwarze Atmosphäre auf. Noch nie hatte seine Wohnung so auf mich gewirkt. Er empfing mich in einem marineblauen Sweatshirt und einer schwarzen Trainingshose. Auch das war ungewöhnlich. Normalerweise trug er helle, fröhliche Farben. Während wir in sein Wohnzimmer gingen, stellte ich ihm zwei Fragen: »David, hat es kürzlich einen Todesfall in deiner Familie gegeben?« Und: »Bist du neulich wegen einer Nierenerkrankung in der Klinik gewesen?«

Verblüfft sah er mich an. Ja, sein Vater war kürzlich gestorben. Und: Ja, er war wegen einer Pyelonephritis (Entzündung der Nieren und des Nierenbeckens) im Krankenhaus gewesen. Wie ich darauf gekommen sei? Ob ich neuerdings unter die Hellseher gegangen sei? O nein, lachte ich und erklärte ihm einiges über die Fünf Elemente und das Element **Wasser** und fügte hinzu: »Deine Kleidung und deine dunkle Wohnung haben mir alles erzählt.« Welchen Beruf hat David? Er ist Tierarzt. Aber einer von der ungewöhnlichen Art, der oft kreuz und quer durch London radelt, um spätabends noch Hausbesuche zu machen, und bis zum Umfallen arbeitet. Ich hatte ihn bereits vor dem Erschöpfungssyndrom der »hilflosen Helfer« gewarnt, was jedoch wenig genutzt hatte. Nun hatte sein Körper selbst ihn gezwungen, kürzer zu treten.

Bei meinen späteren Besuchen gestand er mir, daß die Arbeit die Lücke füllte, die der Tod seines Vaters gerissen hatte, den er nicht verarbeiten konnte. Ich sagte ihm, daß seine Wohnung immer kalt wirkte, und in einer Stadt wie London bedeutet dies unaufhörliches Elend. Wir besprachen Möglichkeiten, wie er seine Behausung freundlicher gestalten könnte, ohne allzuviel Geld dafür auszugeben: ein paar Lösungen mit dem Element **Feuer** – effizientere Heizkörper, wärmere Farben, rote Heimtextilien und große Kissen. Einige Lösungen mit dem Element **Erde** – er würde sich heiße Suppe vom örtlichen Delikatessengeschäft liefern lassen, wenn er keine Zeit zum Kochen hätte. Ausgiebige heiße Duschen und Besuche in der Sauna des benachbarten CVJM (Christlicher Verein Junger Menschen), damit seine Heißwasserrechnung nicht unbezahlbar hoch wurde. Kurz und gut, bei ihm mußten die Elemente **Wasser** und **Metall** (Traurigkeit) durch einen Funken **Feuer** und etwas nährende **Erde** ausgeglichen werden.

Hat eine dieser Fallgeschichten in Ihnen eine Saite zum Klingen gebracht? Erkennen Sie darin eine Ihnen nahestehende Person? Erkennen Sie allmählich die ineinandergreifenden Muster von Gleichgewicht und Ungleichgewicht, wenn ein Element ein anderes unterdrückt oder dominiert oder wenn es veranlaßt wird, ein anderes zu verstärken?

Beziehungen zwischen den Fünf Elementen: die Zyklen

Wir wollen uns diese Muster jetzt genauer ansehen und herausfinden, wie unsere Freunde, unser Sechserpack aus Joe, Lisa, Angelika, Helene, Martin und David, den Sequenzen der **vier Zyklen** entsprechen.

Am leichtesten erkennt man, wie die Elemente im Rahmen der vier Zyklen wirken, wenn wir sie uns der Reihe nach vornehmen.

Die vier Zyklen sind:

- der Eltern-Kind-Zyklus
- der Kontrollzyklus
- der verstärkte Kontrollzyklus
- der Auflehnungszyklus

Mit den Elementen auf Spritztour

Stellen Sie sich vor, Sie sind jung und unternehmungslustig und Ihre Eltern haben Ihnen einen funkelnagelneuen Sportflitzer geschenkt. Sie klemmen sich hinter das Steuer, drehen den Zündschlüssel und schießen los auf die Autobahn. **Das ist Ihre Wandlungsphase Holz.** Auf der Autobahn geben Sie dann Gas bis zum Anschlag und überholen jedes Auto, das vor Ihnen auftaucht. **Das ist Ihre Wandlungsphase Feuer.** Nach einiger Zeit haben Sie genug und beschließen umzukehren.

Während Sie sich Ihrer Ausfahrt nähern, verringern Sie Ihre Geschwindigkeit, prüfen im Rückspiegel die Straße, den Verkehrsfluß an der Ausfahrt und denken an zu Hause und an das Essen, das Sie kochen werden. **Dies ist Ihre Wandlungsphase Erde.**

Als Sie in Ihre Straße einbiegen, werden Sie noch langsamer und steuern dann in aller Gemütsruhe Ihren Parkplatz an. **Das ist Ihre Wandlungsphase Metall.** Sie ziehen den Zündschlüssel, bleiben noch einen Moment zurückgelehnt sitzen und genießen die Stille Ihres neuen Autos. **Das ist Ihre Wandlungsphase Wasser.**

Das Abenteuer mit dem neuen Wagen kann uns einiges lehren:

- *Der erste Zyklus ist der Hervorbringungszyklus.* Dabei erzeugt eine Phase die folgende. Er heißt auch nährender oder Eltern-Kind-Zyklus. Angenommen, Ihr Auto hat auf dem Heimweg eine Panne und Sie brauchen Hilfe, Sie können Ihre Eltern nicht erreichen und rufen deshalb Ihre Großeltern an. So gelangen Sie in den
- *zweiten Zyklus, den Kontrollzyklus.*
  Ihre Großeltern kommen mit einem Werkzeugkoffer vorbei. Sie freuen sich, daß sie Ihnen helfen können, geben Ihnen aber ganz freundlich den Rat, künftig etwas besser aufzupassen. Aber Sie nehmen das gar nicht zur Kenntnis. Die Alten sind echt blöd, erklären Sie Ihren Freunden. Die haben doch null Ahnung von Autos und den Interessen junger Leute. Nun, Sie unterschätzen Ihre listigen Großeltern und geraten jetzt in den

- *dritten Zyklus, den verstärkten Kontrollzyklus.*
  Ihre Großeltern beobachten, wie Sie vorbeidüsen. Im weiteren Verlauf des Tages kommen sie zu Ihrer Wohnung, fahren Ihr Auto weg und schließen es in ihrer Garage ein. Sie sind wütend. Zum Teufel mit ihnen! Verdammt nochmal! Jetzt kommen Sie in den
- *vierten Zyklus, den Auflehnungszyklus.*
  Sie rufen Ihre Freunde an und gehen spät in der Nacht zum Angriff über. Sie demolieren die Garagentür bei den Großeltern und sprühen »alte Deppen« an die Wände. Sie und Ihre Freunde setzen sich in Ihr Auto und rasen weg in die Nacht.

Die ersten beiden Zyklen sind harmonisch und kreativ.
Die letzten beiden Zyklen sind disharmonisch und schädlich.

Wir wollen uns nun systematischer und noch gründlicher mit diesen Zyklen beschäftigen, mit ihren Wirkungen und Rückkoppelungen innerhalb des Gesamtbildes im Kreis der Fünf Elemente.

Die harmonischen Zyklen

1. Der Eltern-Kind-Zyklus

Dieser Zyklus bewegt sich im Uhrzeigersinn und in vollkommen logischer Reihenfolge: **Frühling → Sommer → Spätsommer → Herbst → Winter → Frühling.** Eine Jahreszeit bringt die nächste hervor. Die eine Jahreszeit ist »Mutter« der folgenden (A in Abbildung auf Seite 143).

Nach den Begriffen der Fünf Elemente erzeugt **Holz** das **Feuer,** wenn man es anzündet, um Hitze zu produzieren, und das Endprodukt ist Asche, ein Bestandteil von **Erde,** und **Erde** enthält **Metall,** und **Metall** ist Bestandteil von **Wasser,** und **Wasser** nährt **Holz** und so weiter. Im Idealfall ist dieses System ausgeglichen.

Ein wunderbares Beispiel dafür ist der Komposthaufen in Ihrem Garten: Fruchtbare Erde entsteht unter dem Einfluß von Feuchtigkeit, Wärme, Würmern und Kleinlebewesen auf einer verrottenden Mischung von Blättern, Gartenabfällen, Tischresten, altem Gemüse, Kaffeesatz, Teeblättern usw.

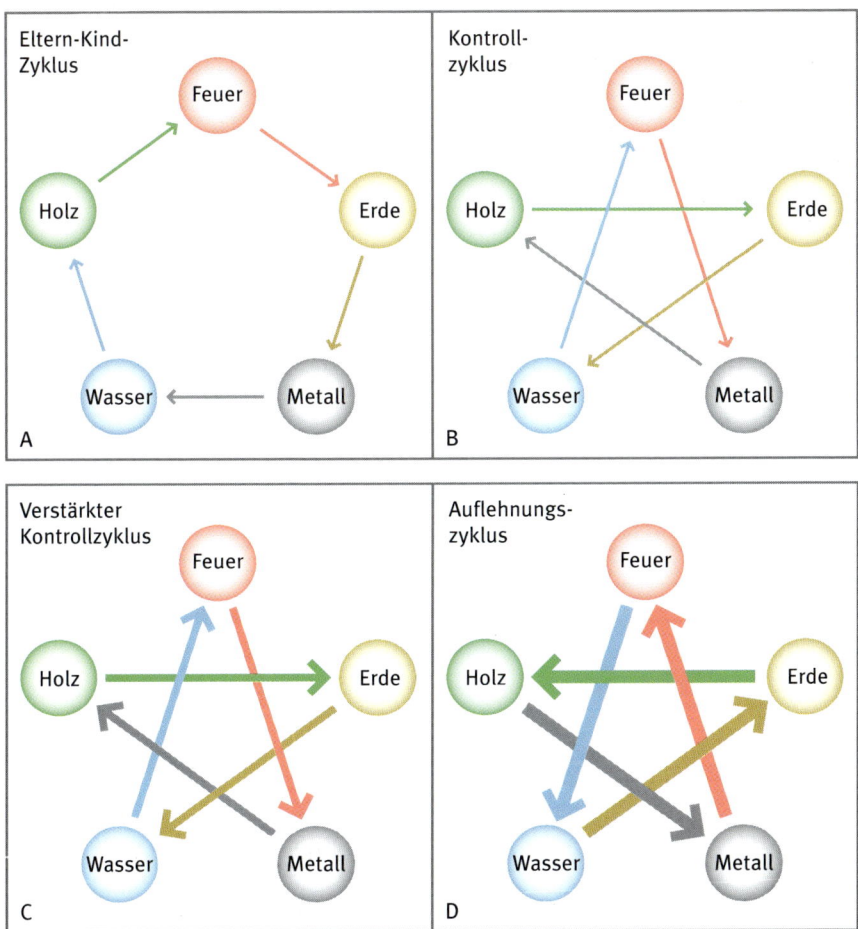

Die vier Zyklen zeigen beispielhaft die möglichen Beziehungen der Fünf Elemente untereinander. A) Im Eltern-Kind-Zyklus geht das eine harmonisch aus dem vorangegangenen hervor. B) Im Kontrollzyklus, der gerne mit dem Verhältnis von Großeltern und Enkel verglichen wird, kontrolliert ein Element das übernächste mit sanfter Strenge. C) Reicht das nicht aus, muß die Kontrolle verstärkt werden. Es kommt zu ersten Unannehmlichkeiten. D) Im Auflehnungszyklus »rebelliert« das Kind gegen seine Großeltern und richtet ziemlichen Schaden an.

Der Hervorbringungszyklus verläuft gleichmäßig im Uhrzeigersinn. Allerdings könnte die »Mutter« über das »Kind« dominieren, oder das »Kind« könnte in umgekehrter Richtung zuviel Energie von der »Mutter« nehmen, wodurch ein gegenläufiges Ungleichgewicht zustande käme. Deswegen benötigen wir einen Kontrollzyklus.

2. Der Kontrollzyklus

Sollte der Eltern-Kind-Zyklus haken oder anderweitig gestört sein, greift eine Gegensteuerung, die auch »Großeltern-Enkel-Regel« genannt wird. Diese stellt sich als Pentagramm innerhalb des großen Kreises dar (B in der Abbildung auf Seite 143).

- **Holz** kontrolliert **Erde** (Beispiel: Wälder verhindern Bodenerosion).
- **Erde** kontrolliert **Wasser** (Beispiel: der Boden schluckt die Flut des Monsunregens).
- **Wasser** kontrolliert **Feuer** (Beispiel: Wasser löscht Feuersbrunst).
- **Feuer** kontrolliert **Metall** (Beispiel: Feuer hilft, Metall zu schmelzen und zu verformen, um Werkzeug und Geräte herzustellen).
- **Metall** kontrolliert **Holz** (Beispiel: Metall in Form der Axt hilft, in verwildertem Wald das Unterholz auszudünnen).

Die zerstörerischen Zyklen

3. Der verstärkte Kontrollzyklus

Zum Übergriff kommt es, wenn die Kontrolle dominant und übermächtig wird und ein Ungleichgewicht verursacht (C in der Abbildung auf Seite 143).

- **Holz** dominiert **Erde** (Beispiel: extensive Forstwirtschaft führt zu Nährstoffverarmung der Böden).
- **Erde** dominiert **Wasser** (Beispiel: die Kanalisierung von Flußläufen kann das natürliche Ökosystem von Flüssen zerstören).
- **Wasser** dominiert **Feuer** (Beispiel: heftige Überschwemmung kann Feuer löschen, Heizungen und Stromleitungen zerstören).
- **Feuer** dominiert **Metall** (Beispiel: extreme Hitze zerstört Metall mitsamt allem anderen, wie die Wirkung einer Atombombe).

- **Metall** dominiert **Holz** (Beispiel: hemmungsloser Kahlschlag in Wäldern kann dem Gleichgewicht des Ökosystems schaden, wie etwa die Zerstörung der Regenwälder).

4. Der Auflehnungszyklus

Bei dieser Sequenz kehrt sich die Reihenfolge des verstärkten Kontrollzyklus um. Manchmal spricht man auch vom Überwältigungszyklus (D in der Abbildung auf Seite 143).

- **Erde** überwältigt **Holz** (Beispiel: ein verheerendes Erdbeben).
- **Wasser** überwältigt **Erde** (Beispiel: Überschwemmung zerstört Erde).
- **Holz** überwältigt **Metall** (Beispiel: extensive Forstwirtschaft kann Mineralstoffverarmung des Bodens bewirken).
- **Metall** überwältigt **Feuer** (Beispiel: Kriegswaffen können Fabriken, Kraftwerke, Stromleitungen zerstören).
- **Feuer** überwältigt **Wasser** (Beispiel: extreme Hitze kann die Flußbetten austrocknen oder, wie im Fall von El Niño, warme Meeresströmungen erzeugen, die einen Teufelskreis weltweiter Katastrophen auslösen wie Dürre – **Metall/Trockenheit** – und dadurch Mißernten der **Erde**, Überschwemmungen – **Wasser** ertränkt **Erde** – und Hurrikane – **Holz**, das vielfältigste Zerstörungen verursacht).

Unser Sechserpack und seine Zyklen

Joe war ein derart extremer **Holz-** und Militärtyp, so verspannt und auf Kontrolle bedacht, daß er keinen Raum mehr hatte für Liebe und Wärme **(Feuer)** und seine Mitte **(Erde)**, Mangelerscheinungen hatte **(Holz** dominiert **Erde)**, was bedeutete, daß **Metall** und **Wasser** buchstäblich der Kälte überlassen wurden und ein massives Ungleichgewicht bewirkten.

Lösung: **Wasser** mit Eltern-Kind-Zyklus verstärken, um **Holz** zu verändern. **Metall** im verstärkten Kontrollzyklus aktivieren, um **Holz** zu schwächen. Das heißt, **Holz** wird das **Feuer** nähren, anstatt es zu löschen, und **Feuer** kann **Erde** nähren.

Lisas künstlerisches **Feuer** war buchstäblich erloschen. **Wasser** war in Überfülle über sie hereingebrochen. Sie trug nur noch Schwarz und war äußerst besorgt, nie mehr malen zu können.

Lösung: Holz muß aktiviert werden, um das **Feuer** im Eltern-Kind-Zyklus in Gang zu bringen, und **Wasser** braucht eine Kontrolle durch die nährende **Erde.**

Angelikas Feuer war durch ihre bevorstehende Scheidung gedämpft und blockierte jede äußere und innere Veränderung. **Wasser** übte verstärkte Kontrolle und ließ sie frieren und überdreht reagieren und flößte ihr Angst vor Entscheidungen ein, da es gleichzeitig **Holz** schwächte.

Lösung: **Feuer** und den Eltern-Kind-Zyklus ausbalancieren, damit sie wieder ihre Mitte findet, und **Erde** anregen, um **Wasser** zu kontrollieren, wodurch die Beziehung zwischen **Wasser** und **Feuer** verbessert und **Holz** gefördert wird.

Helenes Mitte, das Element **Erde** war bedroht und wurde durch eine Flutwelle von **Wasser** (Auflehnungszyklus) überschwemmt, die den gesamten Eltern-Kind-Zyklus aus dem Gleichgewicht brachte.

Lösung: **Helene** verließ das Elternhaus, nutzte dabei **Holz** und **Feuer** im Eltern-Kind- und im Kontrollzyklus, die ihr halfen, wegzugehen und ihre Mitte **(Erde)** wiederzufinden, so daß sie schließlich in der Lage war, mit ihrer Familie an der Harmonisierung des Elements **Erde** zu arbeiten.

Martins Metall war kalt und hatte ihn in seiner Traurigkeit und seinem Verlust im Griff, das heißt, **Metall** hatte einen negativen Einfluß auf **Wasser,** und dem ganzen Zyklus fehlte der Schwung.

Lösung: **Martin** brauchte ein knisterndes **Holz-Feuer** (Eltern-Kindund Kontrollzyklus), um ihn zu aktivieren, ihn zu motivieren, Änderungen zu planen und vorwärts zu schauen.

Davids Wasser-Element war ausgebrannt, das heißt, **Wasser** war nicht imstande, **Holz** zu nähren oder **Feuer** zu kontrollieren. Das Ergebnis war besorgniserregend.

Lösung: **Martin** brauchte die Hilfe des Elements **Erde,** um **Wasser** zu verstärken (Kontrollzyklus), damit **Holz** genährt und **Feuer** erzeugt werden konnte.

Was haben Sie nun über sich selbst gelernt? Wie ordnen Sie sich und Ihre Angehörigen in das Schema der Fünf Elemente ein? Sind Sie ein **Wasser**-Mensch? Oder ein **Feuer**-Mensch, der etwas mehr **Wasser** braucht? Oder werden Sie von Ihren vielen **Holz**-Eigenschaften überwältigt und müssen diese ein bißchen dämpfen – vielleicht durch das Element **Metall**? Wie steht es bei Ihnen um das Element **Erde**? Und welche Rolle spielen Ihre Familienangehörigen? Ergänzen sie einander, nehmen oder spenden sie sich einseitig Energie?

Denken Sie ein Weilchen darüber nach. Wenn es hilft, können Sie die Zyklen der Fünf Elemente aufzeichnen und die Namen Ihrer Angehörigen in den jeweils zutreffenden Kreis schreiben und alles notieren, was Ihnen in den Sinn kommt: Krankheitsverläufe, Abhängigkeiten, Beruf, Persönlichkeitsmerkmale, Vorlieben, Abneigungen usw. Dies kann Ihnen helfen, Ihre Familie sachlich zu analysieren und sogar einige der Probleme zu lösen, die immer mal auftauchen, besonders bei Familientreffen. Sie lernen dadurch, bei den Familienstrukturen Ursache und Wirkung zu durchschauen. Und Sie werden bei sich wiederholenden Verhaltensmustern die Zusammenhänge erkennen, etwa wenn Sie sich bei Ihrer Partnerwahl stets für einen Typ entscheiden, der Ihrem Vater oder Ihrer Mutter gleicht.

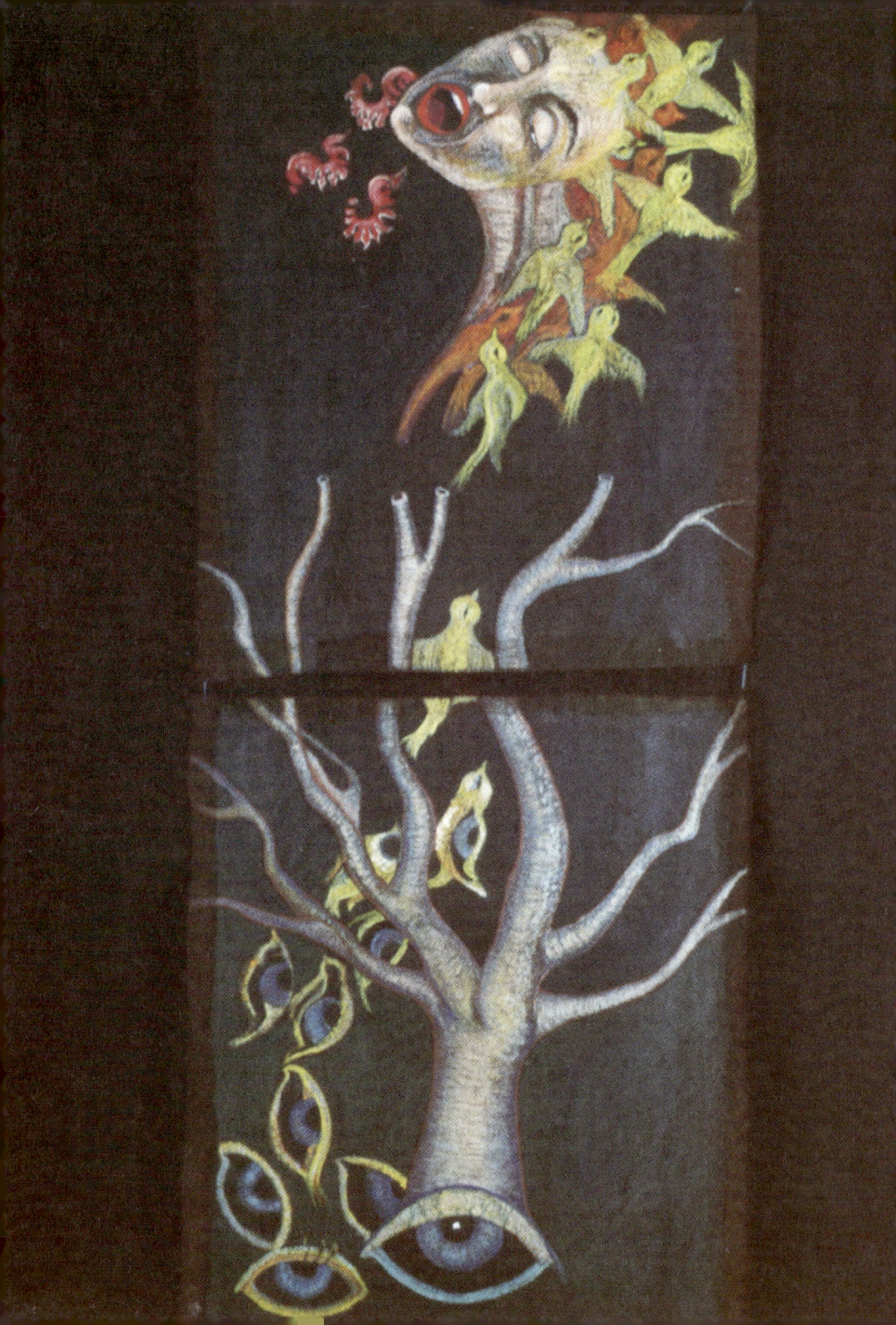

Kapitel 7

Die Fünf Elemente – eine vertiefende Betrachtung

◄ Vor allem Trauer, ein Aspekt des Elements Metall, spricht aus diesem düsteren Gemälde der Künstlerin Karen Greathouse, wenn auch die anderen Elemente an verschiedenen Stellen des Bildes aufleuchten. Das Werk heißt *Hommage to my dead sister, Christiane*. Christiane starb mit 25 Jahren. (Photo © Minh)

Holz

Frühling / grün / Wind / Zorn / Gallenblase / Leber / Schreien / Augen / Sehen / Tränen / Muskeln und Sehnen / sauer

»... riß sie den Mund auf und fluchte so schauerlich, daß ich grünen Nebel vor meinen Augen wogen sah.«

aus »Gimpel der Narr« von Isaac Bashevis Singer

Vor einiger Zeit lernte ich einen Mann kennen, der zufällig die Initialen GB hatte (unsere Abkürzung für den Gallenblasenmeridian). Als er zur Shiatsu-Behandlung kam, wählte er einen grünen Bezug für das Kopfkissen. Amüsiert wies ich ihn darauf hin, daß er ein Lehrbuchbeispiel für das Element **Holz** sei. Er sah mich erstaunt an und sagte: »Wissen Sie was, wenn ich richtig wütend werde, schnappen mich meine Kinder und gehen mit mir im Wald spazieren, um mich zu beruhigen.«

Wind und Frühling

Schauen wir mal, wie die Winde durch dieses Element fegen. Wenn Sie Michael Ondaatjes Buch *Der englische Patient* gelesen oder die mit einem *Oscar* ausgezeichnete Verfilmung gesehen haben, waren Sie wahrscheinlich sehr beeindruckt, wie poetisch der Autor im ersten Kapitel die sagenhaften Winde Nordafrikas und des Nahen Ostens beschreibt. Er erzählt von Winden, die so heftig sind, daß sie ganze Armeen im Sand begraben oder rote Staubwolken und blutroten Regen auslösen.

Diesen üblen Wind, den *Khamsin,* kennt jeder, der eine Zeitlang im Nahen Osten gelebt hat. Ondaatje schreibt: »Der *Khamsin,* eine Staubwolke in Ägypten, benannt nach dem arabischen Wort für ›fünfzig‹, die sich fünfzig Tage lang auftürmt – die neunte Plage Ägyptens.«

Ich kann mich sehr gut erinnern, wie ich vor ein paar Jahren nach einer Pressereise in die Sinai-Wüste akut unter den Wirkungen des *Khamsin* litt. Ich hatte derartige Kopfschmerzen und fühlte mich so erschöpft, daß meine Freunde mich zum Ausruhen in ein Zimmer brachten und mich riesige Mengen Wasser trinken ließen. Sie tränkten Baumwolltücher mit

Wasser und hängten sie ins Fenster, um die unheimlich trockene, staubige Luft zu befeuchten – ein wunderbares Beispiel für **Wasser,** das **Holz** nährt.

Ich habe bereits darauf hingewiesen, daß die verschiedenen Winde auf unserer Erde, vor allem die Frühlingswinde und daher typischen Beispiele für **Holz,** bei den dort lebenden Menschen chronische Kopfschmerzen verursachen können. Ich erwähnte den sagenhaften Südostwind in Kapstadt, den Föhn in den Alpen und den Santa Ana in Los Angeles.

Der österreichische Autor Robert Schneider beschreibt in seinem (auch verfilmten) bemerkenswerten Roman *Schlafes Bruder,* der in 24 Ländern veröffentlicht wurde, die Verheerungen, die der Föhn anrichtet: »Im Dorf brüllt der Föhn, tanzt wie der Satan, knickt Apfelbäume, zerbricht Fensterglas, blättert Schindeln von den Dächern, wühlt und staubt in Heustöcken, schlägt die Fensterläden zornig zu.« Während der trockene Föhn wütet, schreibt Schneider, wagt niemand, ein Feuer anzuzünden, nicht einmal die Kerze zum Gebet, aus Angst, das ganze Dorf könnte in Flammen aufgehen – ein wunderbar anschauliches Beispiel für **Metall** (Trockenheit) in Fülle gegenüber **Holz** (Wind), so daß eine potentiell bedrohliche Lage für **Feuer** entsteht.

Wie gut erinnere ich mich an die Worte des britischen Premierministers Harold Macmillan, als er 1960 davon sprach, daß »ein neuer Wind« durch Afrika wehe, womit er sich auf den unaufhaltsamen Niedergang der Kolonialherrschaft bezog.

Der Aspekt **Wind** gehört zu den auffallendsten Merkmalen des Elementes **Holz,** und nicht nur wegen der chronischen Kopfschmerzen (buchstäblich und symbolisch), die er Städten und Dörfern bringt, wenn sie die Wucht seines Zorns trifft. In der chinesischen Medizin bezieht sich ein »Wind-Zustand« auf eine Störung, die den ganzen Körper erschüttert, in Schneiders Worten wie ein Wind, der »die Fensterläden zornig zuschlägt« und »Apfelbäume knickt«.

Der **Frühling** ist eine Zeit dramatischer Veränderungen. Wirbelnde Winde des Wandels. Eine kraftspendende Zeit für die einen. Bedrohlich für andere. Es ist eine mächtige Jahreszeit: Die Pflanzen schießen aus dem

Boden, die Lämmer werden geboren, es ist die Zeit, da wir die Fenster und Fensterläden aufreißen, unsere Muskeln beugen und strecken, uns bewegen. Die Luft ist klar, wir spüren eine neue Kraft in uns, machen Pläne, gärtnern, stürzen uns in den Frühjahrsputz und wienern die Fenster.

Demonstratives Grün

Grün ist die Farbe des Frühlings, frisch und lebendig. Grün ist auch eine gebräuchliche Farbe in den Fahnen verschiedener Befreiungsbewegungen. Denken Sie nur an die Frauenbewegung im England der Jahrhundertwende mit den auffallenden violett-grün-weißen Bannern, Plakaten und Schärpen, die bei allen Märschen, Zusammenkünften und Demonstrationen präsentiert wurden. Diese Farben wurden sogar in Vorhängen und Platzdeckchen verwendet. Die Suffragetten hatten eine ganz einfache Erklärung für ihre Wahl: Grün stand für Veränderung, Weiß für Reinheit, Violett für edle Gesinnung.

Der Afrikanische Nationalkongreß (ANC) in Südafrika entschied sich für die Farben Schwarz, Grün und Gold. In den Jahren, als der ANC eine verbotene Befreiungsbewegung war und bevor er in demokratischen Wahlen die Mehrheit gewann, fanden die Menschen unzählige Möglichkeiten, die verbotenen Farben in ihrer Kleidung, in der Kunst und sogar in ihren Gärten zu demonstrieren.

Die Fahne Palästinas ist grün, schwarz, rot und weiß. Grün ist auch eine heilige Farbe im Islam. In poetischen Worten verspricht der Koran den Gläubigen, die Gutes tun, die köstlichsten grünen Seiden und Brokate. Vor einigen Jahren beging eine Designerfirma in London einen folgenschweren Fehler, als sie für die Fluggesellschaft Pakistan Airlines ein neues Logo und Image entwickelte und die Flieger mit grünen Teppichböden ausstattete. Fromme Muslime weigerten sich, über diesen Teppich zu gehen!

In der *International Herald Tribune* vom 20. März 1996 schrieb die in Genf lebende Journalistin Nina Ingwersen unter dem Titel *Paradise Lost: Tehran in the Springtime of Before* (Das verlorene Paradies: Teheran im Frühling, wie es einst war) über das Teheran ihrer Jugendzeit, über die Frühlingsbräuche, die das persische Neujahr *NoRouz* ankündigten. »Das Leben wurde wiedergeboren«, schreibt sie. Sie beschreibt dann den komplizierten Ablauf des Frühjahrsputzes, den Kauf neuer Kleider und das Züchten grüner Weizen- und Linsensprossen für den *Haft Seen*, einen zeremoniellen Tisch, auf dem bestimmte Symbole der Fülle und Erneuerung angeordnet werden.

Denken Sie an den Palmsonntag, dieses Symbol des Heiligen Landes im Frühling, und an das Osterfest nur eine Woche später. Kenner der Bibel belehren uns heute, daß die anmutigen Palmwedel nicht bloß ein Symbol des Frühlings waren, sondern auch ein Symbol des jüdischen Widerstandes gegen die römische Besatzung. Tatsächlich war auf den örtlichen Münzen zu Zeiten Jesu Christi als Zeichen des Protestes ein Palmzweig über das Bildnis des römischen Kaisers geprägt *(International Herald Tribune* vom 6./7. April 1996*)*. Demnach war der Einzug in Jerusalem eine Art Protestmarsch.

Olivgrün ist dagegen eine Farbe, die wir mit dem Militär, mit Symbolen der Macht verbinden, und dies ist eine Gefahr, wenn **Holz** übermächtig wird. Macht, Zorn und Kontrolle – das sind alles Aspekte von Holz, seien Sie also wachsam!

Zu Beginn meiner Shiatsu-Ausbildung in New York wurden wir immer vor Leuten mit großen, nach oben gereckten Großzehen gewarnt (»Setzt euch in der New Yorker U-Bahn niemals neben jemanden, der einen großen, hochstehenden Großzeh hat«). Das weist nämlich auf einen gestörten Lebermeridian hin und jemand, der voller Zorn ist. Daran mußte ich denken, als ich eines Tages in der Wohnung eines befreundeten Psychiaters in Zürich eine interessante Skulptur eines Fußes bemerkte. Der große Zeh war riesig, er war beinahe senkrecht zum Fuß aufgerichtet. Ich bemerkte: »Wenn das von einem deiner Patienten stammt, bin ich sicher, daß er oder sie eine Mordswut hat.« Mein Freund, der Psychiater, nickte heftig.

Der Gallenblasenmeridian verläuft an den Seiten des Körpers abwärts – dort, wo bei vielen Uniformhosen von Militär oder Polizei und bei Paradeuniformen Längsstreifen eingearbeitet sind. Außerdem zieht der Gallenblasenmeridian über die Schultern, dort, wo an der Uniformjacke die

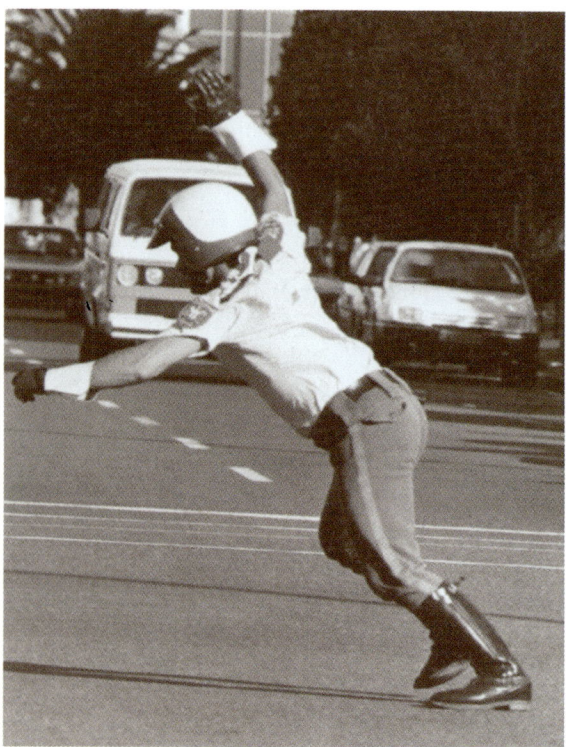

Besser läßt sich das Element Holz kaum darstellen: Ein Polizist (militärischer Aspekt) mit »Generalstreifen« (Verlauf des Gallenblasenmeridians) an der Hose hat mit einer Windböe (Wetteraspekt) zu kämpfen. (Photo © Die Burger, Kapstadt)

Epauletten sitzen. Und denken Sie bloß an die vielen Länder, die ihre Soldaten oder Polizisten mit olivgrünen Uniformen ausstatten (USA, Kanada, Deutschland – um nur einige zu nennen). Wir haben hier also einige deutliche Äußerungen des Elementes Holz in den Machtstrukturen mehrerer Kulturen. Die überwiegend grünen Uniformen und Fahrzeuge sind mir in Berlin immer besonders aufgefallen.

Wir wollen aber jetzt von den militaristischen Assoziationen weg und uns den anderen Erscheinungsformen von Grün zuwenden. Für sein Arbeitszimmer im Haus zu Frankfurt, das liebevoll restauriert im heutigen Goethemuseum zu besichtigen ist, wählte der Dichter Grün. Eine gute Wahl für einen schöpferischen Geist, der ständig neue Gedanken, frische Ideen sucht. Und um so interessanter, wenn man Goethes einzigartige Farbtheorien liest, die er in seiner *Farbenlehre* formuliert hat.

Augen und Sehen

Wir wollen uns nun mit den Augen und dem Sehen beschäftigen. Da ich von Kind an kurzsichtig und stabsichtig bin, konnte ich nie Leute aus der Ferne erkennen. Wie oft habe ich mich in Verlegenheit gebracht, wenn ich mich aus dem Fenster eines Taxis heraushängte und wildfremden irritierten Leuten heftig zuwinkte, weil ich sie zu kennen glaubte. Im Laufe der Jahre habe ich gelernt, die Menschen an ihrem Gang und ihrer Haltung zu erkennen. Dadurch habe ich mit der Zeit die Fähigkeit entwickelt, Patienten danach zu diagnostizieren, wie sie gehen, sitzen, sich bewegen (alles Merkmale des Elements **Holz**) und sich über ihre Körpersprache artikulieren.

Der farbenblinde Maler, dessen Geschichte Oliver Sacks in seinem Buch *Eine Anthropologin auf dem Mars* erzählt, schenkt uns einen weiteren faszinierenden Einblick in die Welt des Sehens und der Farbe Grün. Der Maler unterzog sich einem *Mondrian*-Test, bei dem Licht so gefiltert wird, daß entweder nur der langwellige Anteil **(Rot)**, das mittelwellige **(Grün)** oder das kurzwellige Licht **(Blau)** durch den Filter dringt. Das Kontrastsehen und die Wahrnehmung von Formen und Umrissen wurde bei dem Maler durch den Grünfilter so eklatant verbessert, daß er sich eine Brille mit grünen Gläsern anfertigen lassen wollte!

In der Literatur finden wir ein weiteres Beispiel für die Wirkung grüner Gläser, nämlich in dem Buch des japanischen Nobelpreisträgers Kenzaburo Oe *Der Tag, an dem Er selbst mir die Tränen abgewischt*. Es beschreibt surrealistisch, irritierend zornig und schmerzhaft den Lebensweg eines Mannes, der eine grüne Schutzbrille trägt und tödlich an Leberkrebs erkrankt ist. Die Brille verzerrt alles und läßt sogar das Laub der Bäume »auch dann in einem fort beben, wenn überhaupt kein Wind geht«.

Als ich an diesem Kapitel arbeitete, kaufte ich einige Briefmarken mit Bildmotiven von Georgia O'Keeffe und las neugierig, welches Zitat die amerikanische Post für ihre roten Mohn-Briefmarken ausgewählt hatte: »Niemand nimmt eine Blume wirklich wahr – sie ist so unscheinbar –, wir haben keine Zeit, und genau hinschauen kostet Zeit, wie auch ein Freund uns Zeit kostet.«

Hinschauen kostet Zeit. Unsere Fähigkeit hinzuschauen bedeutet in einem weiteren Sinn auch Tiefe, Einsicht, Wahrnehmung, Intuition, so wie Antoine de Saint-Exupéry den Fuchs in seiner berühmten Erzählung *Der kleine Prinz* sagen läßt: »Man sieht nur mit dem Herzen gut, das Wesentliche ist für die Augen unsichtbar.« Aber wie mein lieber Freund, der New Yorker Chiropraktiker Dr. Dick Kowal, mir einmal sagte, gibt es auch eine Kunst, die Dinge in einer losgelösten Weise zu betrachten, um die Sinne gegen allzu viele Eindrücke abzuschirmen. Bei Heilberufen, meint er, sei dies besonders wichtig, damit der Therapeut fähig ist, die Probleme des Patienten mitfühlend, aber distanziert zu sehen und anzuhören. Was mich betrifft, befand er, daß meine Migräneattacken seltener auftreten würden, wenn ich die Überlastung, die ich normalerweise meinen Augen zumute, bewußt verringerte. Sein Rat funktioniert tatsächlich (sofern ich daran denke).

In vielen alten Kulturen wird empfohlen, Leber zu essen, um die Sehkraft zu verbessern – schon Hippokrates und Plinius gaben diesen Rat. Vegetarier werden keine Freude daran haben, aber es ist ein wunderbares Beispiel für das Element **Holz**. **Holz** wird auch mit Tränen assoziiert – logisch –, aber wußten Sie, daß die Tränen, je nachdem, was sie auslöst – Zorn, Trauer, Lachen oder Freude – unterschiedlich zusammengesetzt sind?

Galle und Gallenblase

Monique Yantis, eine Frankokanadierin, die in Austin lebt und als medizinisch-technische Assistentin arbeitet (und sich im letzten Ausbildungsjahr als Akupunkteurin befindet), erzählte mir, daß sich das Blutserum von Frauen, die die Pille nehmen, beim Zentrifugieren grün verfärbt. Sie erwähnte dies in einem meiner Kurse, als sie mich über die schädlichen Wirkungen der Antibabypille auf die Gallenblase referieren hörte. Erst Anfang der achtziger Jahre sprach es sich herum, daß vielen Frauen die Gallenblase entfernt werden mußte, nachdem sie die Pille genommen hatten, vor allem wenn es sich um die hohen Hormondosen in der Frühphase der Pille in den sechziger und siebziger Jahren gehandelt hatte. Längst haben die Tatsachen das alte Märchen widerlegt, daß die Gallenblase nur bei blonden dicken Frauen über fünfzig entfernt werden muß.

In einem früheren Kapitel habe ich bereits erwähnt, daß es in vielen Sprachen Redensarten gibt, die Leber oder Galle mit Zorn assoziieren. Der stärkste Ausdruck im Englischen ist wahrscheinlich »jemand hat die Galle, das zu tun« (im Deutschen sinngemäß: besitzt die Unverschämtheit oder die *Chuzpe* …)! Hier ist noch eine Auswahl:

Deutsch: seine Galle verspritzen; Gift und Galle spucken; mir kommt die Galle hoch; mir läuft die Galle über; gallig sein; jemand hat den Gallenmichel. Welche Laus ist dir über die Leber gelaufen?

Französisch: *décharger sa bile:* die Galle überlaufen lassen.

Niederländisch: *zijn gal uitbraken:* Galle spucken; *de gal loopt:* die Galle läuft über.

Italienisch: *mangiarsi/sodersi il fegato* – wörtlich: an seiner Leber kauen oder nagen, sinngemäß: sich krank ärgern; *essere verde della bile* – wörtlich: grün von der Galle sein, sinngemäß: vor Zorn kochen.

Spanisch: *Querer uno comer a otro los nigados* – wörtlich: am liebsten von einem die Leber essen, sinngemäß: fuchsteufelswild sein; *exaltarsele a uno la bilis* – wörtlich: einem schießt die Galle hoch, sinngemäß: vor Wut kochen.

Feuer

Sommer / rot / rosa / Hitze / Freude / Dünndarm / Herz / Dreifacher Erwärmer / Kreislaufmeridian / Lachen / Zunge / Sprache / Schweiß / Venen / bitter

»Offenbar nach einem örtlichen Brauch küßten sich die Brautleute immer wieder völlig ungeniert, so daß ihre Lippen jedes Mal ein fröhliches Schmatzgeräusch machten. Alle diese Küsse verursachten mir einen Geschmack wie nach zu süßem Wein im Munde und überdies noch Zuckungen in der linken Wade. Ihretwegen ist meine Venenentzündung im linken Bein noch schlimmer geworden. Ich weiß nicht, wieviel frischen Kaviar ich gegessen und wieviel Rotwein ich getrunken habe. Es ist ein Wunder, daß ich nicht geplatzt bin.«

Antonin Tschechow, Brief an seine Schwester Maria vom 25. April 1887

In dem Zitat zeigt sich erstens der Mann und Künstler, zweitens der Arzt Tschechow und liefert eine glänzende Sammlung von Assoziationen zum Element **Feuer** – Liebe, Herz, Freude, Rotwein, Venen und Überreizung der Sinne. Überwältigende Freuden und Exzesse. Ein Element, mit dem sich so viele positive Vorstellungen verbinden – eine warme sinnliche Atmosphäre, der Süden, Flamencotänzerinnen, Leidenschaft, Gelächter, Freude – hat auch seine Grenzen. Wenn Opernsängerinnen zuviel und zu laut lachen, beeinträchtigt das ihre Singstimme – ein gutes Beispiel für übermäßiges **Feuer,** das im fördernden Zyklus dem Kind **Erde** schadet. Auch wenn ein Mensch hysterisch und übertrieben lacht, kann das tatsächlich seinem Herzen schaden. Ebenso kann Ärger nachteilig für das Herz sein – ein Fall, in dem **Holz** über **Feuer** dominiert.

Feuerwerk der Künste
Lachen ist aber auch ein guter Anstoß für das Immunsystem – allein schon die Bewegung der Gesichtsmuskeln und das Hochziehen der Mundwinkel haben eine günstige Wirkung auf das Immunsystem. In Südafrikas schwersten Zeiten nutzten Stückeschreiber das Lachen nicht nur als »Gegengift«, sondern auch als raffiniertes politisches Instrument.

Die Zensur hielt die Texte für harmlos, weil die Leute darüber lachten. Die Ironie liegt darin, daß auf diese Weise populäre Stücke und Shows entstanden, mit denen in einigen der besten Theater der Welt die Apartheid gründlich bloßgestellt wurde.

Die darstellenden Künste bieten uns viele wunderbare Beispiele des Elements **Feuer.** Der Flamenco ist vollkommener Ausdruck aller Aspekte von Feuer und Leidenschaft sowie des Feuermeridians (über den Kopf erhobene Arme, die Achselhöhlen exponiert). Der französische Pantomime Marcel Marceau stellte einmal den Tod dar: er hob den kleinen Finger (und zeigte somit das Ende des Herzmeridians) und beugte sich wie ein gespannter Bogen rückwärts, wobei er den kleinen Finger immer mehr dem Boden näherte.

In einem ganz anderen Zusammenhang, nämlich zur Feier seines 50. Geburtstags, bot Michail Baryshnikow Anfang 1998 im New York City Center einen Soloauftritt, den er *Heartbeat: MB* (Herzschlag: MB) betitelte und bei dem er an einen Verstärker angeschlossen war, so daß die Gäste die elektrischen Impulse hören konnten, die sein Gehirn ans Herz und an die Muskeln feuerte, und er sich tanzen hören konnte. Und was denken Sie – er trug rote Hosen! In vielen seiner Gesten präsentierte er tatsächlich seinen Herzmeridian, der durch die Achselhöhle bis zum kleinen Finger verläuft. Bei einem Auftritt in Europa Ende 1997 äußerte sich Baryshnikow, er sei weder nervös noch außer Atem gewesen, »aber mein Herz schlug wahrscheinlich 145 bis 150 mal in der Minute. Zwischen Herz und Verstand besteht eine sehr enge Beziehung. Und das soll dieser Tanz ganz allgemein ausdrücken: das Herz als Pumpe und das Herz als all die überkommenen Klischees über das Herz, von der alten Dichtung bis hin zu aktuellen medizinischen Abhandlungen« (*New York Times* vom 18. Januar 1998).

Schutz und Kontrolle

In der chinesischen Medizin wird diese Verbindung zwischen Herz und Verstand als *Shen* bezeichnet. Beim Shiatsu sprechen wir vom Herzmeridian als dem »Herrscher über die Sinne«. **Feuer** und die zugehörigen Meridiane haben verschiedene Funktionen, die des Aufnehmens, Verarbeitens und Schützens, aber es droht stets die Gefahr, daß zuviel – oder zu wenig – vorhanden ist. **Feuer** wärmt, schützt und muntert uns auf. Aus einem früheren Kapitel wissen wir, daß der Kreislauf- (oder Perikard-)Meridian unter anderem das Herz schützt. Einer der Hauptpunkte auf dem Kreislaufmeridian ist der Punkt 8, der sich dort befindet, wo die Spitze des zweiten Fingers die Handfläche berührt, wenn Sie ängstlich die Fäuste ballen. Übersetzt lautet die Bezeichnung dieses Punktes *Palast der Angst* – und erinnert an die spanische Redewendung *tener el corazon en un puño* – wörtlich: das Herz in der Faust halten, d. h. Angst haben.

Feuer kann zerstören, wenn es außer Kontrolle gerät. Vulkanausbrüche können ganze Ortschaften vernichten, aber die Lava ist äußerst fruchtbar. Deswegen kehren die Menschen auch immer wieder in diese Gebiete zurück, zum Beispiel nach Agung in Indonesien oder Mont Ruapehu auf Neuseeland und demnächst wohl auch nach Montserrat, die von einem Erdbeben verwüstete Smaragdinsel in der Karibik. In Papua-Neuguinea gibt es örtliche Legenden, die den Kindern den Vulkan und seine Ausbrüche erklären, so daß die Kleinen angstfrei aufwachsen. Aus unserem kollektiven und unstillbaren Verlangen nach Spannung und dem Kick, den die aus kegelförmigen Bergen hervorbrechende rotglühende Lava auslöst, hat Hollywood mit etlichen Filmen Kapital geschlagen, etwa *Dante's Peak* oder *Volcano*.

Leidenschaft und Erregung

Rot erregt, stimuliert, quält. Im Englischen und im Deutschen »sehen (wir) rot«, wenn unser Blut in Wallung gerät, wenn wir richtig wütend sind, wenn unser **Feuer** mit reichlich **Holz** angefacht wird. Eine englische Redewendung lautet übersetzt: jemand speit Blut vor lauter Zorn. Sie kennen sicher auch den Ausdruck »Blut, Schweiß und Tränen« *(blood, sweat, and tears)* aus der dramatischen Rede, die Churchill 1940 mitten im Krieg hielt. Ursprünglich stammt diese Formulierung aber von dem Dichter und Priester John Donne im 17. Jahrhundert.

Überlegen Sie sich mal den Unterschied zwischen einem warmherzigen, liebenswürdigen Menschen in einem leuchtend roten Hemd (Sie mögen dieses Rot und möchten die betreffende Person knuddeln) und einer aggressiven, wütenden Person, die das gleiche leuchtendrote Hemd trägt

(Sie hassen diese Person und würden ihr am liebsten den Rücken kehren). Das heißt, bei Rot kann niemand neutral bleiben. Rot bringt das Blut in Wallung. Streichen Sie die Wände eines Zimmers in lebhaftem Rot, und Sie werden es nicht ertragen, sich längere Zeit darin aufzuhalten. Ich erinnere mich an eine Geschichte, die ich irgendwann im britischen Fernsehen BBC sah, es ging da um tropische Fische, die jeden Tag, außer am Wochenende, zwischen 12 und 1 Uhr mittags total aufgeregt wurden und verrückt spielten. Die Besitzerin installierte eine Überwachungsanlage. Nach einigen Tagen fand sie heraus, daß die Fische auf das große leuchtendrote Postauto reagierten, das täglich, außer am Wochenende, an dem Fenster vorüberfuhr.

In einem früheren Kapitel erwähnte ich die farbenblinde Frau, die über die anregende Wirkung roter Brillengläser auf ihr Nervensystem berichtete – was sehr interessant ist, denn sie hat die Farbe Rot niemals wirklich *gesehen*. Mich überrascht es nicht, daß rote Brillengläser erregend wirken können, es unterstreicht nur die Intensität der Rotfrequenz im Farbenspektrum. Wenn Ihre Hände und Füße kalt sind, ziehen Sie rote Socken und Handschuhe an – aber niemals blaue oder schwarze. Tragen Sie ein rotes Kopftuch oder eine rote Mütze, wenn Sie sich den Kopf verkühlt haben. Kaufen Sie ein paar rote Bettücher und Schlafanzüge, wenn Sie sich im Winter wirklich behaglich fühlen wollen.

Rote Fäden und rosa Schleifen

Länder mit langen, schneereichen Wintern haben oft die Farben Rot und Weiß in ihren Nationalflaggen – die Schweiz, Kanada, Norwegen. Eine der nachhaltigsten Erfolgsstorys in der Werbung ist die Wirkung des rot-weißen Firmenlogos von Coca Cola. Es ist weithin sichtbar und hat in der ganzen Welt einen hohen Wiedererkennungswert. Tatsächlich lancierte Coca Cola während der Olympiade 1998 eine Werbeserie um die Farbe Rot. Die deutsche Redewendung vom *roten Faden,* der sich durch etwas hindurchzieht, d. h. der verbindende Grundgedanke, läßt in mir das Bild von der roten Linie aufsteigen, die in Boston auf Bürgersteige und quer über Straßen gezogen sind, um die bedeutenden historischen Sehenswürdigkeiten miteinander zu verbinden – insbesondere jene, die mit dem Amerikanischen Bürgerkrieg zu tun haben.

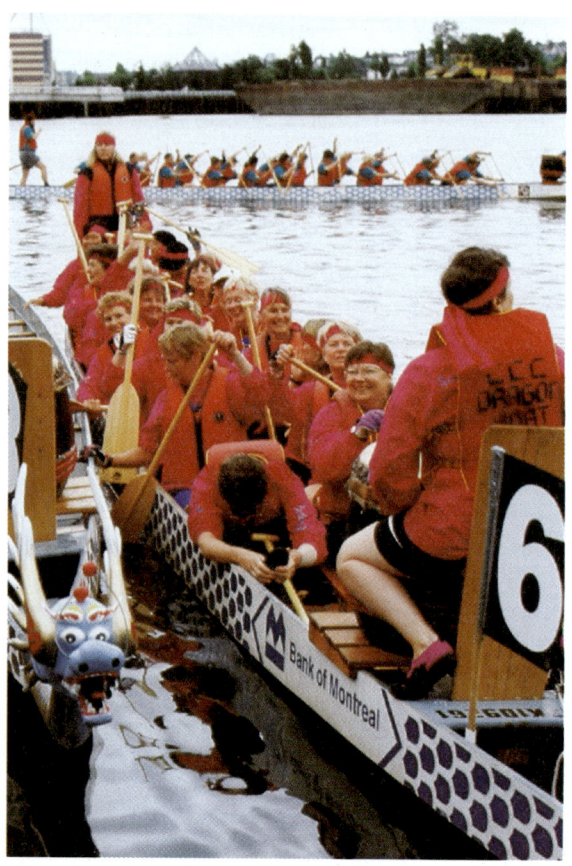

Feuer! die frohgelaunten (Feuer-Stimmung) Frauen in rosa-roten Westen (Feuer-Farben) sind alle Brustkrebsüberlebende (der Kreislaufmeridian verläuft durch den Teil der Brust, der am häufigsten von Tumoren befallen wird). Hier starten sie zum Internationalen kanadischen Drachenbootrennen.
(Photo © Marina Dodis)

Die Farbe Rosa bringe ich mehr mit dem unterstützenden **Feuer** in Verbindung – mit den schützenden Leitbahnen Kreislaufmeridian (der Herz und Kreislauf schützt) und Dreifacher Erwärmer (der das lymphatische und das Immunsystem und die Körpertemperatur reguliert). Rosa ist auch die Farbe der Bewegung gegen den Brustkrebs – pinkfarbene Schleifen und T-Shirts, insbesondere das Logo und die T-Shirts, die mit dem *Dragon Boot,* dem Ruderteam von Brustkrebsüberlebenden in British Columbia, Kanada, assoziiert werden. Interessanterweise geht die Tradition des Drachenbootrennens auf eine alte chinesische Legende zurück, der zufolge Mannschaften auf der Suche nach dem Geist des Dichters Qu

Yuan vom Norden (Tod) in den Süden (Leben) ruderten. Ich habe bereits an anderer Stelle auf die Bedeutung des Magenmeridians und des Milzmeridians für die Gesundheit der Brüste hingewiesen, aber auch der Kreislaufmeridian zieht durch den oberen äußeren Quadranten der Brust (genau dort treten die meisten Tumoren auf), und natürlich ist eine gute Durchblutung und eine gute Lymphzirkulation im Oberkörper außerordentlich wichtig für die Gesundheit der Brüste und beim Zustand nach Brustamputation.

Speisen und Getränke

Heiße Länder haben stets verschiedene scharfe (**Metall**) Gerichte auf der Speisekarte, freilich mit ausgleichenden Aromen und Geschmacksnuancen, um den Mund zu kühlen. Auch erfreuen sich heiße Länder eines großen Repertoires an bitteren roten und pinkfarbenen Drinks – z. B. rosa Gin (Gin mit Angostura), ein Lieblingsgetränk der Briten in den Tropen, und weitere beliebte Getränke der Mittelmeerländer, wie roter Wermut und bitterer San Pellegrino. Kaffee (ursprünglich aus Äthiopien) ist ein klassisches bitteres Getränk, und in der Tat sind Kaffeebohnen rot. Koffein ist natürlich ein Stimulans, das in unterschiedlichen Mengen in Tee, Kakao und Kaffee vorkommt und je nach Kulturkreis nach verschiedenen Rezepturen konsumiert wird. Der obligatorische starke Tee begleitet die Briten auf Schritt und Tritt zu allen Jahreszeiten sowohl bei Tag als auch bei Nacht. Tee wärmt im Winter und kühlt im Sommer, und das Ritual der Teebereitung gehört zum »Nationalcharakter« der Angelsachsen. Ich bin mit dem Kult um den pfeifenden Wasserkessel und den siedend heißen starken Tee aufgewachsen und wurde in dem Glauben erzogen, daß die meisten Probleme nach einem ordentlichen Spaziergang und einer Tasse starkem Tee (hübsche Verbindung von **Holz** und **Feuer**) gelöst werden können. Wenn wir weiter östlich nach Rußland und in die Länder der früheren Sowjetunion gehen, wo der Samowar üblich ist und der Tee noch stärker, wird der bittere Geschmack oft durch sehr süßes Naschwerk, Würfelzucker und Kekse ausgeglichen – wobei einem der Ausdruck »bittersüß« einfällt und eine ausgewogene Beziehung zwischen **Feuer** und **Erde**. Tee wird auch als Balsam auf Wunden angewandt, und derzeit wird eine mögliche vorbeugende Wirkung gegen Hautkrebs erforscht (*PBS TV* am 10. Februar 1998).

Das Herz auf der Zunge

Betrachtet man die relativ neue Beziehung zwischen Rot und der Kommunistischen Partei (und Vokabeln über Liberalismus), dann gibt es interessanterweise im Russischen viele Redewendungen, die Rot mit Bitterkeit und Enttäuschung verbinden. Beispiele: »Rothaarigen sollte man nicht vertrauen« *(Riizhii da krasni chevolek opasnii)*; oder »Ein rotes Roggenfeld, aber den Mund voller Lügen« *(Krasnoe pole rozhiu, a rech lozhin)*, d. h. hüte dich vor Menschen, die harmlos aussehen, denn sie sind Lügner; oder auch »Eine herrliche rote Beere, aber sie schmeckt bitter« *(Kracha yagodka, da ha vkoos gorka)*, d. h. das Äußere kann täuschen.

Das Element **Feuer** lenkt Ihre Rede, Ihre Zunge, Ihre Ausdrucksweise, jene Augenblicke, in denen es Ihnen die Sprache verschlägt oder wenn Sie stottern oder nicht aufhören können, zu reden oder zu kichern. Ich erinnere mich gut, wie meine Freundinnen und ich während der Schulzeit mit unserem hysterischen Gekicher die Kirchenbänke zum Beben brachten (ach ja, die Pubertät!).

Heute würde ich, wenn Sie grundlos lachten oder während einer Shiatsu-Behandlung plötzlich anfingen zu lachen, Ihre Feuermeridiane untersuchen. Das täte ich auch, wenn Sie gar nicht lachen könnten, wie jene Leute mit der versteinerten Miene, die ungerührt in einer Gesprächs- oder Spielrunde sitzen, während alle anderen sich vor Lachen biegen.

In der Diagnostik spiegelt die Zungenspitze Ungleichgewichte des Herzens. Denken Sie an den Ausdruck *es liegt mir auf der Zunge*, wenn man etwas sagen will, einem aber gerade nicht die passenden Worte einfallen. Die Dänen sagen dazu: *Det brænder mig på tungen*, wörtlich: Es brennt mir auf der Zunge. Im Italienischen gibt es einen schönen Ausdruck, der mehrere **Feuer**-Charakteristika vereint: *Parole di sapore amaro*, das sind »Worte mit bitterem Geschmack«. Die Franzosen sprechen von einer *langue de feu*, einer feurigen Zunge, was die Deutschen *zungenfertig* nennen, d. h. redegewandt oder eloquent. Wer einen *falschen Zungenschlag* hat, heuchelt, wer *mit gespaltener Zunge* redet, ist unaufrichtig oder *doppelzüngig*, und ein Versprecher ist im Englischen ein »Ausrutscher der Zunge«.

Die französische Sprache hält einige schöne Beispiele für die unterstützende Beziehung zwischen Mutter **Feuer** und Kind **Erde** im Hervorbringungszyklus bereit: *donner du cœur au ventre à quelqu'un,* wörtlich: jemandem Herz in den Bauch geben, d. h. jemandem Mut machen; und *avoir du cœur au ventre,* wörtlich: das Herz im Bauch haben, also: beherzt sein, mutig sein.

Erde

Spätsommer / gelb, orange, braun, khaki, gold / Feuchte / Schwüle / Mitgefühl / Besorgnis / Magen / Milz / Singen / Mund / Geschmack / Speichel / Fleisch / süß

»Gegen Ende der Saison scheinen Sojabohnen jeglichen Sinn für Individualität zu verlieren. Sie verfärben sich von Dunkelgrün über Leuchtendgelb in einen unbeschreiblichen Rotbraunton, verschwimmen ineinander und sinken auf die Erde zurück, wo sie einen dicken Teppich bilden, der einen einlädt, hineinzuwaten und sich hinzulegen.«
aus »Living Downstream – An Ecologist Looks at Cancer and the Environment«
von Sandra Steingraber

Sojabohnen und Sojaprodukte wie Tofu spielen in der traditionellen japanischen Küche eine bedeutende Rolle und gelten als einer der Gründe, warum Japanerinnen seltener an Brustkrebs erkranken und viel seltener an Wechseljahresbeschwerden (wie zum Beispiel Hitzewallungen) leiden als Frauen des westlichen Kulturkreises. Zugleich aber sind Mais und Sojabohnen, darauf weist Sandra Steingraber in ihrem Buch hin, in den USA am stärksten pestizidbelastet. Achten Sie unbedingt darauf, daß Ihre Sojaprodukte aus organisch-biologischem Anbau stammen.

Goldener Oktober
O welch ein Geschenk! Während ich dies niederschreibe, schweifen meine Gedanken zurück zum Spätsommer 1997, den ich während meiner Reise zu Kursen in Westeuropa erlebte, und zu einer atemberaubenden Zugfahrt rheinabwärts von Basel nach Düsseldorf. Soviel Schönheit. Soviel hell schimmerndes Licht. Welche Blumenpracht überall – aus Blu-

menkästen überquellend und Gartenzäune überwuchernd, und Weinstöcke, schwer von saftigen Trauben. Eine kurze Atempause vor einer reichen Ernte. Ja, und in den Straßencafés herrschte reges Leben bis spät in die lauen Nächte, und die Menschen tranken den köstlich süßen dunkelroten Sauser, den Rebensaft, der gerade zu gären beginnt und einfach zu dieser Jahreszeit gehört, wenn man in der Schweiz, in Süddeutschland oder Österreich lebt.

In den Schweizer Globus-Supermärkten gab es 1997 sogar spezielle Spätsommer-Tragetaschen in den Erdfarben Braun, Gold und Gelb. Ich erinnere mich an einen ähnlichen Oktober in New York. Es war das Jahr 1987, und ich war eine Woche zuvor wegen Brustkrebs operiert worden, und die Stadt erlebte einen herrlichen Spätsommer, als wäre er eigens für mich bestellt. Golden flimmerte die Luft, und ich hatte nie eine derartige Flut von gelben und goldenen Blättern gesehen, wie sie jetzt um mich herumflatterten. Jeden Nachmittag spazierte ich durch den Park, um einem Geiger zu lauschen, der in der Nähe der bronzenen Figuren aus Märchen von Hans Christian Andersen spielte. Irgend etwas in der Klangfarbe der Musik berührte mich in diesen Wochen mit der gleichen nachhallenden Intensität wie das Licht des Spätsommers. Ja, eine Brust zu verlieren war zu einem großen Teil etwas Erdhaftes, nicht nur, weil die Erdmeridiane durch die Brust verlaufen, unmittelbar an ihrer Funktion beteiligt sind und wegen ihrer Symbolhaftigkeit für Nähren, Sexualität und Fortpflanzung. Der Spätsommer ist die ausgleichende Jahreszeit, das Yin/Yang zwischen dem Yang-Gipfel des Hochsommers und dem Niedergang in das Yin des Herbstes. Im Deutschen nennt man diese Jahreszeit auch »Altweibersommer«, ein sexistischer Ausdruck, den ich vermeide, wenn ich Kurse in Europa gebe, denn es bedeutet irgendwie auch so etwas wie eine letzte Gelegenheit für Frauen, sich nochmal auszutoben (wieso eigentlich keine letzte Gelegenheit für Männer?).

Erde ist außerdem ein ausgleichender Faktor zwischen den einzelnen Jahreszeiten oder ein Ausdruck dieser Pause, dieses Plateaus, das zwischen dem Gipfel der einen Jahreszeit und dem langsamen Übergang in die folgende schwebt, eine Zeit, in der alles stillzustehen scheint. Darüber hinaus ist **Erde** ein ausgleichender Faktor bei Ihrer Gesundheit und in Ihrem Leben.

Fruchtbare Feuchtigkeit

Wenn wir über das Element **Erde** und seine Beziehungen zur Mitte und zu Feuchtigkeit nachdenken, fallen uns die Regenwälder und das empfindliche, komplizierte ökologische Gleichgewicht ein, das wir zerstören, indem wir in jeder Minute Regenwaldflächen von der Größe eines Fußballfeldes abholzen. 1994, während eines Aufenthalts in den wolkenverhangenen Wäldern von Monteverde, Costa Rica, beeindruckte mich zutiefst die Komplexität der voneinander abhängigen Ökosysteme, die dort in der intensiv feuchten Luft gedeihen. Und ich erlebte den ungewöhnlichen Zauber der doppelten Regenbögen. Costa Rica tut mehr für die Erhaltung des Regenwaldes als irgendein anderes Land, und man erkennt leicht warum. Ich war erschüttert über die verheerenden Folgen des vorausgegangenen, wahllosen Kahlschlags, mit dem Viehweiden geschaffen wurden. In den Bergen sieht man die tief eingegrabenen Furchen, die von den ständigen Bewegungen der Viehherden hinterlassen wurden, und erbarmungswürdige Felder, die darum kämpfen, daß nach diesem brutalen Raubbau wieder Gras auf ihnen wächst. In den Tälern ist die Niederschlagsmenge so riesig, daß die verschiedenen Ökosysteme damit überfordert sind und sich der nackte Boden ganz schnell in einen stinkenden, moskitoverseuchten Sumpf verwandelt.

Angesichts dieser Zustände gründete eine Gruppe ökologisch gesinnter Lehrer und Eltern eine einmalige, konsequent zweisprachige (Spanisch/Englisch) Nebelwald-Schule in Monteverde, in der sich der gesamte Lehrplan an Themen des Nebelwaldes orientiert (zum Beispiel ein Spinnennetz als Thema einer Geometriestunde). Dadurch sollen die Kinder zu Bewahrern des Regenwaldes und zu den Umweltschützern des 21. Jahrhunderts erzogen werden.

Chaos und Ordnung

Wir sprechen davon, daß jemand »erdverbunden« sei oder »mit beiden Beinen auf der Erde« stehe. In unseren Behandlungsverfahren bearbeiten wir vielleicht genau aus diesem Grund einen der **Erd**-Meridiane, um dem Patienten (wieder) Boden unter den Füßen zu geben, ihn zu stabilisieren, vor allem, wenn er gerade einen Aufruhr der Gefühle erlebt hat. Wenn Patienten **Erd**farben meiden, rate ich ihnen, sich frische Blumen in diesen Farben zu besorgen oder Erdfarben zu berücksichtigen, wenn sie neue Möbel oder Wohntextilien kaufen.

Die Möbeldesignerin und Restauratorin Sophie Keir, Mitbegründerin der *Creative Edge* in New York hat die Erfahrung gemacht, daß sich gelb lackierte Frühstückstische ganz leicht verkaufen, daß es jedoch unmöglich ist, die gleichen Tische in der Farbe Pink loszuwerden. Ist das ein Wunder, da doch Gelb bei den Fünf Elementen mit Ernährung, Fortpflanzung und glücklichen Familien assoziiert wird?

Oder: Erinnern Sie sich noch an den langwierigen, fast filmreifen Mordprozeß gegen O. J. Simpson, der Mitte der neunziger Jahre stattfand und von den Fernsehstationen in alle Welt übertragen wurde? Erinnern Sie sich an den ersten Tag, als sein großartiges Team von Verteidigern den Fall vortrug? O. J. Simpsons Familie, seine Mutter, die an den Rollstuhl gefesselt ist, seine Schwester, seine Kinder aus einer früheren Ehe und andere Verwandte, sie alle fanden sich in verschiedene Gelbtöne gekleidet im Gericht ein. Vielleicht wollten die Verteidiger bloß gewährleisten, daß O. J.s Angehörige, die ihn unterstützten, für das Gericht, für die Medien und für Millionen Fernsehzuschauer deutlich und ständig sichtbar waren. Wir wissen nicht, welche Experten die Verteidigung berieten. Doch nach den Regeln der Fünf Elemente wählten sie die Farbe, die am stärksten mit Familie und Ernährung assoziiert wird. Wir, die wir uns mit fernöstlicher Medizin beschäftigen, haben die Botschaft jedenfalls verstanden.

Vincent van Gogh hat viel Gelb verwendet. War dies ein unbewußter Versuch, sich in seiner zunehmend chaotischen und ungeordneten Welt von Alkohol und Wahnsinn zu erden, Boden unter den Füßen zu gewinnen? Denken Sie an das prachtvolle Bild mit den Sonnenblumen. Für jemanden, der die meilenweiten Sonnenblumenfelder kennt, die das Auge und den Geist blenden, wenn man durch das ländliche Südafrika reist, ist das natürlich keine überraschende Wahl. Ich denke aber oft an das Vorherrschen von Gelb und anderen Erdfarben in seinem Gemälde »Schlafzimmer des Künstlers«: Bett, Fußboden, Laken, Stühle, Bilder an der Wand, Waschtisch und parallele Streifen Ackerland beim Blick aus dem Fenster. Wassily Kandinsky soll einmal gesagt haben: »Gelb ist die typische Erdfarbe. Mit Blau vermischt, wirkt die Farbe kränklich. Auf die menschliche Natur bezogen kann man sie mit Wahnsinn gleichsetzen, nicht mit Melancholie.«

Zwei paradoxe Verwendungen der Farbe Gelb – eine böse und eine gute – konnte man gegen Ende der achtziger Jahre in Südafrika beobachten, als die letzte Stunde des erdrückenden Apartheid-Systems geschlagen hatte: Oft fuhr die Polizei in einem riesigen gelben gepanzerten Wagen durch die Gegend, dem die Leute den Spitznamen *Yellow Mellow* gaben. (Dieser Spitzname ist eine doppelte Anspielung: Zum einen auf einen Song von Donovan mit dem Titel *Mellow Yellow,* zum anderen bedeutet das englische Wort *mellow* eigentlich »weich«, »milde« und konterkariert damit den »Zweck« des Fahrzeugs. Anm. d. Ü.) Dieser Gelbton sollte sich mit dem flirrenden Licht in der Kapregion vermischen, das die Stadt bei Generationen von Künstlern so beliebt gemacht hat. So konnte das Fahrzeug in weniger bedrohlicher, weniger eindeutiger Weise auf die Menschen zufahren, als wenn es Olivgrün lackiert gewesen wäre. Oder, wie jemand sagte, »es sah wie ein überdimensionales Kinderspielzeug aus«.

Als die Aktivistin des Afrikanischen Nationalkongresses, Jenny Schreiner, in Einzelhaft gehalten und täglich verhört wurde, stellte sie den Kontakt mit der Erde her, indem sie ihre Gefängniszelle mit gelben Tüchern schmückte. Sie wählte Gelb, um in einer chaotischen Welt Ordnung zu schaffen. Jenny Schreiner gehört heute zum Mitarbeiterstab von Nelson Mandela.

Männer, Frauen, Zyklen

Die zum Element **Erde** gehörenden Magen- und Milzmeridiane spiegeln die Art, wie wir mit Zyklen in unserem Leben und im Leben unserer Angehörigen umgehen. Die Schlüsselwörter sind Ernährung und Fortpflanzung. Kurz, **Erde** bestimmt, wie wir uns verewigen, wie wir überleben und uns fortpflanzen, wie wir uns und unsere nächsten und ferneren Angehörigen nähren. Wir sprechen von »Mutter-Erde«-Typen unter unseren Freunden und Kollegen. (Und was ist mit »Vater Erde«? Warum assoziieren wir Erde nur mit Frauen? Die traditionellen Kulturen sprechen nur von Vater Himmel und Mutter Erde.) Wenn das Nährende überhand-

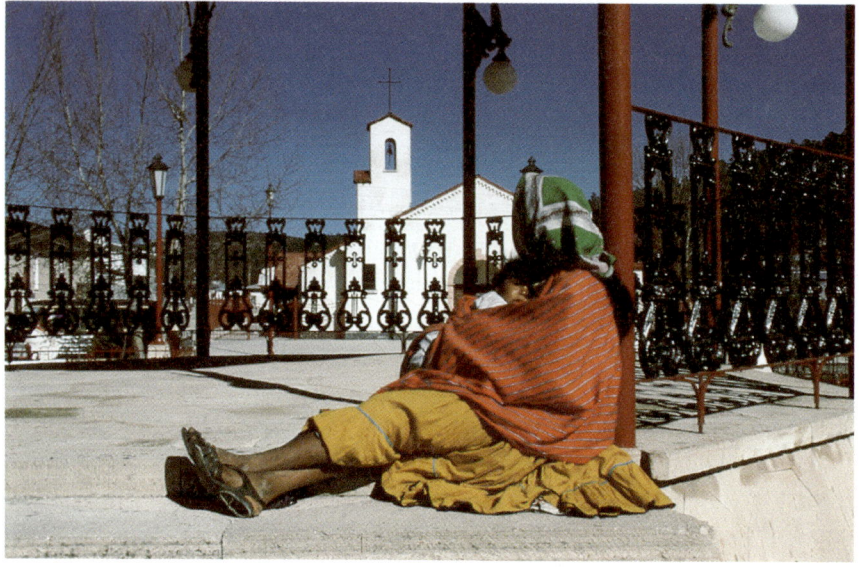

Mutter Erde. Diese in die Erdfarben Gelb und Orange gekleidete Mexikanerin verkörpert in typischer Weise die Geborgenheit spendenden und nährenden Aspekte des Elements Erde. (Photo © Nancy Scanlan)

nimmt, sprechen wir von »Überfütterung«. Im System der Fünf Elemente schwächt Überfüttern das Erd-Kind **Metall** im Hervorbringungszyklus, oder **Wasser** gerät über den Kontrollzyklus in Fülle.

Wenn ich in meinen Kursen das Element Erde behandle, gehe ich nicht nur auf den weiblichen Zyklus ein, sondern komme auch auf den männlichen Zyklus zu sprechen. Was für ein Tabuthema, das man weder in der westlichen noch in der fernöstlichen Medizin anzusprechen wagt. Ganz zu schweigen von der männlichen Menopause! Wieso soll der weibliche Körper Zyklen und Rhythmen unterliegen und der männliche Körper nicht? Immer wenn ich dieses Thema in meinen Kursen behandle, reagieren die Teilnehmer zunächst amüsiert und überrascht, um dann zustimmend zu nicken, als berührten wir etwas, das vollkommen logisch ist, aber selten diskutiert wird. Die Reaktion vieler männlicher Kursteilnehmer besteht aus einer Mischung von Erstaunen und Erleichterung, daß endlich irgendwer irgendwo etwas ernst nimmt, das sie empfinden, aber nicht zu äußern wagen. Einer meiner Schüler in Texas erzählte, er habe lange Zeit Tagebuch geführt, um die zyklischen Veränderungen seines Körpers zu dokumentieren. Dann wurde ihm der Gedanke, daß jemand die Aufzeichnungen lesen und ihn für übergeschnappt halten konnte, so peinlich, daß er das Tagebuch vernichtete. Als er dies im Kurs erzählte, bedauerten wir einmütig, daß Tabus ihn veranlaßt hatten, einige Einsichten von unschätzbarem Wert zu zerstören. Wir ermutigten ihn, erneut zu beginnen.

Ich erfuhr zum ersten Mal etwas über den männlichen Zyklus, als ich elf Jahre alt war und mein vierzehnjähriger mittlerer Bruder Neil mir eines Tages plötzlich verkündete, daß seine Brustwarzen jeden Monat zu einer bestimmten Zeit hart wurden und wehtaten. »Den Mädchen sagt man, was sie zu erwarten haben, wenn sie ihre Periode bekommen«, empörte er sich, »aber über die monatlichen Veränderungen in unserem Körper sagt uns kein Mensch was.«

Männliche Kursteilnehmer, Patienten und Freunde haben freimütig mit mir über die zyklischen Veränderungen gesprochen, die sie erleben. Ich nenne einige: Es ändern sich die Widerspenstigkeit des Bartes beim Rasieren, der Körpergeruch, die Ausscheidungen, ob Ejakulat oder Schweiß, die Stimmung. Es gibt Augenblicke, da Männer sich so sensibel und empfänglich fühlen, daß sie, wie einer es ausdrückte, »beim Anblick eines wirbelnden Blattes im Winde« in Tränen ausbrechen könnten. Augenblicke, in denen sie sich menschliche Nähe ersehnen, und andere, in denen sie vollkommene Einsamkeit suchen. Manche Männer erzählen mir, sie spürten ihre Zyklen am stärksten, wenn sie sehr innig mit ihrer/ihrem Geliebten verbunden sind. Ein anderer Kursteilnehmer berichtete, er sei so stark mit seiner Freundin verbunden, daß er, obwohl sie sich in verschiedenen Städten aufhielten, tatsächlich den exakten Zeitpunkt spürte, zu dem sie eine Fehlgeburt hatte.

Wegen kultureller Tabus aber erziehen leider nur sehr aufgeschlossene Eltern ihre Kinder – Jungen wie Mädchen – zu dieser Sensibilität und Bewußtheit.

Das Wasser im Mund

Erde ist weiter mit dem Mund, dem Geschmackssinn und dem Speichel verbunden. *Großmaul* oder *Großsprecher* und ähnliche Ausdrücke finden sich in vielen Sprachen und bezeichnen Schwätzer und Angeber.

Ist Ihnen schon mal jemand begegnet, der ständig den Mund bewegt und die Worte vor Ihnen zu zerkauen scheint? Oder jemand mit feuchter Aussprache, so daß Sie zurückweichen möchten? Pusteln in den Mundwinkeln weisen ebenfalls auf ein Ungleichgewicht von **Erde** hin, desgleichen eine Tendenz zu vermehrter oder verringerter Speichelbildung. (Allerdings kann die Speichelsekretion auch durch Medikamente, die beispielsweise bei psychischen oder psychiatrischen Erkrankungen verordnet werden, gestört sein.) Geschmack und Geruch hängen zusammen. (Im Eltern-Kind-Zyklus bringt **Erde Metall** hervor.) Deswegen kommt Ihnen das Essen so geschmacklos vor, wenn Sie einen Schnupfen haben und nichts riechen können. Und umgekehrt entdecken Leute, die das Rauchen aufgeben, oft ihren Geschmackssinn wieder! Häufig kann Geschmack als diagnostisches Mittel dienen. Machen Sie sich bewußt, welchen Geschmack Sie im Mund haben, während Sie diese Worte lesen – ist er sauer, bitter, süß, scharf oder salzig?

Metall

Herbst / weiß / grau / Trockenheit / Melancholie / Dickdarm / Lunge / Nase / Weinen / Geruch / Haut / Schleim / scharf

»Der süße Duft der Pflaumen, die in einem riesigen Kupferkessel sieden, mit dem trockenen Geruch des Herbstes, der den Beginn eines weiteren jährlichen Rituals im Leben eines kleinen serbischen Bauernhofes markiert. Sie trinken Slibovitz aus zersprungenen Gläsern und singen traurige Volkslieder von vergangenen Niederlagen und verlorenem Leben.«

aus der New York Times vom 31. Oktober 1997
(»To Wash down the Serbian Autumn, Plum Brandy«)

Zum erstenmal wurde ich der entsetzlichen Folgen der Bergbau-Industrie im zarten Alter von neun Jahren gewahr, als mein Großvater von der Silikose aufgezehrt wurde. Als ehemaliger Meister im Ringkampf widerte ihn sein zunehmend entkräfteter Körper so an, daß er sich eines kalten regnerischen Wintertages gegen 5 Uhr morgens in die Badewanne setzte und sich mit einer Rasierklinge die Pulsadern durchschnitt.

Wie Tausende andere Männer in Cornwall schuftete er schon als Junge unter Tage in den Zinnminen und mußte dann Anfang des 20. Jahrhunderts, als der Zinnabbau in Cornwall immer mehr darniederlag, Arbeit in den Minen Afrikas und des Fernen Ostens suchen. Wenn ich zurückdenke, ist mir klar, daß wir zu den zahllosen Familien zählten, die sich durchschlugen, bevor es Sammelgerichtsverfahren und Schadensersatzleistungen für Berufskrankheiten wie zum Beispiel Asbestose gab, und für die die verheerenden Folgen der Arbeit unter Tage zum Leben der Bergleute gehörten. Es gab ja nicht nur die Silikose und eine Fülle weiterer Erkrankungen durch giftige Stoffe in der Luft, sondern auch Todesfälle, Invalidität und Verlust von Gliedmaßen infolge von Schachteinbrüchen, Sprengungen und Steinschlag. Auf dem Friedhof von St. Euny, mitten im früheren Bergbauzentrum von Redruth, Cornwall, der Heimatstadt meiner Mutter, ist eine lange schmale Steinplatte zu sehen, auf der nach den häufigen Grubenunglücken die Särge abgestellt wurden, bevor man sie in die Kirche oder zu den Gräbern trug.

Die Bergbauindustrie gleicht einem Mikrokosmos des Elements **Metall**. Die dem **Metall** zugehörigen Meridiane und Organe – **Lunge** und **Dickdarm** – sind besonders anfällig für Umweltgifte. Mein Großvater mütterlicherseits, der an Silikose zugrunde ging, war nicht das einzige Opfer des Bergbaus in unserer Familie. Sein Sohn (mein Onkel), ein starker Raucher und schon als Junge unter Tage bei der Arbeit, starb an Lungenkrebs. Mein Vater, der Geologe war, bekam Dickdarmkrebs, und meine Mutter erkrankte an einer Krebsgeschwulst der Nase – all dies sind **Metall**-Karzinome.

Das Element **Metall** ist auch mit einem Gefühl von Trennung verbunden, und dies ist eine weitere traurige Tatsache im Dasein der Bergleute, wo die Familien traditionell viele Monate voneinander getrennt und auseinandergerissen leben mußten, da Väter, Ehemänner, Brüder und Söhne in die Fremde zogen, weit von daheim und oft an gottverlassenen Orten, um dort zu arbeiten. Die Lieder der Bergbauleute singen stets von Traurigkeit, Einsamkeit und Trennung. Auch dies ein bekanntes Thema in meiner Familie. Mein Großvater mütterlicherseits und meine Urgroßväter lebten jahrelang von ihren Familien getrennt. Mein Vater verbrachte als Geologe Jahre im Busch. Auch bevor meine Eltern sich scheiden ließen, sah ich ihn selten. Wie gut kann ich Patienten verstehen, die unter Trennungsängsten leiden, speziell die, die anscheinend keine logische Erklärung oder Begründung dafür haben; für mich jedoch weisen diese Ängste auf ein Ungleichgewicht von **Metall** hin.

Messerscharf

Mit **Metall** verbundene Nahrungsmittel sind würzig und scharf, wie Curry und scharfes mexikanisches Essen, die beide für heiße Klimazonen geeignet sind. Selbstverständlich haben beide eine reinigende Wirkung auf den Darm wie auch auf geschwollene Nasenschleimhäute und verstopfte Nasennebenhöhlen! Bei einem Currygericht werden aber stets viele ausgleichende Geschmacksnuancen einbezogen, bei denen man regional unterschiedlich auf heimische Gewürze, Gemüse und Obst zurückgreift, wie ich schon in dem Kapitel über Küchen erwähnt habe. Currys sind Huldigungen an die Fünf Elemente: mit Tamarinde (**sauer – Holz**), Getränke auf Joghurtbasis (entweder **süß – Erde** oder **salzig –**

Wasser), süßem Mango-Chutney (**Erde**) oder einem bitteren Ingwer-Chutney (**Feuer**), um einen scharfen Curry zu mildern, der einem die Tränen in die Augen treibt, und mit viel Reis (**Metall**), um das Festmahl in Geschmack und Konsistenz zu harmonisieren. Beim Reis (**Metall**) gibt es auch noch eine ganz praktische Seite: Reiswasser füllt bei einer Durchfallerkrankung die ausgeschwemmten lebenswichtigen Elektrolyte wieder auf.

Tristesse

Jahreszeitlich ist **Metall** dem Herbst, speziell dem Spätherbst zugeordnet. **Metall**-Tage sind jene Tage, an denen Sie aus dem Fenster schauen, und alles ist bewölkt, grau und trostlos. Die Luft wird trocken und scharf. Kahle Äste ragen in den grellen weißen Himmel. Die Blätter rascheln und wirbeln über den Boden. Es ist eine Zeit der Melancholie. Längst ist der Sommer vorbei, der Spätsommer hat sich zurückgezogen, und viele Menschen fürchten das Herannahen eines langen, einsamen Winters, im Norden natürlich mehr als im Süden. Der Herbst kann auch einen Ausbruch neuer Allergien mit sich bringen.

Auf der ersten Seite der *Grasharfe* hat Truman Capote alle Jahreszeiten, besonders aber die der **Erde** und dem **Metall** zugehörigen, wunderbar ineinander verwoben:»Unterhalb des Feldes wächst hohes wildes Gras, das seine Farbe mit den Jahreszeiten wechselt: Betrachten Sie es im Herbst, spät im September, wenn es rot geworden ist wie ein Sonnenuntergang, wenn scharlachrote Schatten wie der Schein eines Feuers darüber wehen und die Herbstwinde mit seinen trockenen Blättern spielen, seufzend wie menschliche Stimmen, eine Harfe von Stimme.«

Als ich Anfang der achtziger Jahre zum ersten Mal Kurse in der Schweiz gab, erzählten mir meine Schüler, daß die Tuberkulose früher als die »Krankheit der Schwermütigen« galt, möglicherweise ein etwas romantischer Nachhall aus vergangenen Zeiten, wie er auch in Opern wie Puccinis *La Bohème* anklingt. Zufällig sind Melancholie, Traurigkeit oder Trauer auch die Emotionen, die mit dem Element **Metall** verknüpft sind.

Leben und Tod

Die **Metall**-Farben Weiß und Grau haben in verschiedenen Kulturen verschiedene Bedeutung. Weiß ist Symbol des Lebens – und des Todes. Im antiken Rom und Griechenland symbolisierte Weiß das Leben nach dem Tode. In Asien ist es die Farbe der Trauer. Meine palästinensische Freundin Karimah Tarazi, die in New York lebt, erzählte mir von einer peinlichen Situation, als sie das Hochzeitsgeschenk für eine chinesische Freundin weiß verpackte. »Nein, bloß nicht«, sagte die Brautmutter und griff sich das Geschenk rasch, bevor ihre Tochter es sehen konnte. »Weiß ist für *Beerdigungen,* Karimah. Besorge schnell rotes Papier und verpacke es noch mal!«

Hinsichtlich der Fünf Elemente macht das durchaus Sinn. **Metall** (Weiß) ist Niedergang, das Vergehen des Spätsommers, und die Vorbereitung auf den Winterschlaf **(Wasser).** Rot **(Feuer)** symbolisiert Leidenschaft!

Im Westen verbinden wir Weiß mit Reinheit, es ist die traditionelle Farbe der Hochzeiten, Taufkleidchen, Konfirmation, Himmelfahrt, vertrauter christlicher Rituale. Für die Hindus symbolisiert es reines Bewußtsein. Für die Ägypter bedeutet die Kombination von Weiß und Grün Freude, erfuhr man aus dem *Multicultural Calendar – the Language of Colour Among Cultures* für 1997 (Der multikulturelle Kalender – die Sprache der Farben in den Kulturen).

Im Berliner Bauhaus-Museum kaufte ich irgendwann einmal einen vielfarbigen Kreisel. Wenn man ihn über glatten Boden tanzen läßt, verbinden sich alle Farben zu Weiß. Umgekehrt ergaben Sir Isaac Newtons Experimente, bei dem er Sonnenlicht durch ein Prisma fallen ließ, daß das Licht in sieben Farben – violett, indigo, blau, grün, gelb, orange und rot – zerlegt wurde, die sich aber zu Weiß vereinten, wenn er sie durch ein zweites Prisma schickte.

Die Nase

Da das Element Metall mit der Aufnahme von frischem Ki und der Ausleitung von verbrauchtem Ki verbunden ist – Ki als Energie aller lebenden Systeme –, vermittelt die Farbe Weiß als Summe aller anderen Farben eine verständlichere Vorstellung von den vielschichtigen Funktionen des Ki.

Wir absorbieren Ki – und noch viel mehr als das aus dem Universum – durch die Nase und die Haut. Tiere benutzen ihre Nase (Sie brauchen nur die zuckenden Nüstern zu betrachten), um einen Raum, ein anderes Tier, Sie, Gefahr oder Sicherheit einzuschätzen. Wenn man jemanden nicht ausstehen kann, sagt man auch *ich kann ihn nicht riechen*. Die Hamburgerin Ute Schwarzer erzählte mir, daß ihr Vater Leuten, die ihn wirklich zornig machten, drohte: »Willst du meine Faust riechen?« oder »Willst du meine Faust schmecken?« Im Deutschen und im Englischen drückt man sich ähnlich aus, z. B. naseweis *(nosy)* oder die Nase hoch tragen *(nose stuck in the air)*, hochmütig sein. Das höchste Kollegenlob unter Journalisten lautet, daß jemand »einen Riecher für Neuigkeiten hat« oder »eine gute Story von weitem riechen kann«. Die Wörter »Gerücht« und »Geruch« haben dieselbe Wurzel, der Ausdruck »Gerüchteküche« bezieht sich auf einen Ort oder auf eine Gruppe von Leuten, die Tratsch verbreiten.

Die Nase ist etwas sehr Zentrales für uns, für unsere äußere Erscheinung und für unsere Instinkte. Lesen Sie Nikolai Gogols *Die Nase,* eine absurd komische Satire über einen aufgeblasenen Beamten, dem sein betrunkener Barbier die Nase abschneidet. Als der Mann und die Nase einander auf der Straße begegnen, bestreitet die Nase nachdrücklich, dem Beamten zu gehören: »Mein lieber Freund, ihr irrt. Ich bin eine eigenständige Person.«

Mit Haut und Haaren

Wenn man jemanden nicht mag, sagt man im Englischen: »Der verursacht mir Gänsehaut.« Das dänische *hun er hudløs over for kritik,* wörtlich: sie ist dünnhäutig gegen Kritik, heißt, sie reagiert empfindlich auf Kritik. Auch im Deutschen und Englischen spricht man von *dickfelligen* und *dünnhäutigen,* empfindlichen Leuten. Den Ausdruck *seine Haut retten* gibt es ebenfalls im Englischen. Von jemandem, der ein hohes Risiko eingeht, sagt man, er trage *seine Haut zu Markte.* Wenn ein Anwalt vor Gericht einen Zeugen fertigmacht, heißt es im Englischen, er habe ihm bei lebendigem Leib die Haut abgezogen. Alle diese Redensarten zeigen die Haut als unsere schützende äußere Hülle, eine weitere charakteristische Eigenschaft von Metall. Eine der dramatischsten Darstellungen in der sehr kontrovers diskutierten Ausstellung »Körperwelten«, die Anfang des Jahres 1998 in Mannheim präsentiert wurde, war das anatomische Ganzkörperpräparat eines Mannes, der seine gesamte Haut wie einen Taucheranzug mit einer Hand emporhält. Dieses Exponat inspirierte mich, wenn ich in meinen Kursen über die Haut und das Element Metall spreche, jeweils einen langen Wintermantel emporzuhalten.

Wasser

Winter / schwarz / blau / Kälte / Angst / Trauma / Blase / Niere / Ohren / Stöhnen / Hören / Knochen / Urin / salzig

»Das Wasser hingegen, welches eines der edelsten Elemente ist, durchdringt natürlich die Erde ganz, so daß unser Planet wirklich wie eine Seifenblase im Äther schwebt, und drüben, auf der anderen Seite der Welt, segelt ein Schiff, mit dem ich Schritt halten muß.«

aus »The Blue Jar« von Isak Dinesen

Isak Dinesen ist das Pseudonym der dänischen Schriftstellerin Karen von Blixen, von deren Büchern *Jenseits von Afrika* wohl das bekannteste ist. Das Zitat ist einer ironischen Kurzgeschichte entnommen, einer kleinen Parabel nicht nur des Elements **Wasser,** sondern von **Wasser** und **Feuer.** In der Geschichte reist Helena, die Tochter eines Adeligen, durch die Welt, auf der Suche nach dem vollkommenen blauen Krug, einem Symbol ihrer Liebe zu einem jungen Seemann der Handelsmarine, der sie von einem brennenden Schiff gerettet hatte und neun Tage mit ihr gesegelt war. Nachdem die beiden Schiffbrüchigen gerettet waren, gab Helenas Vater ihm Geld, damit er auf die andere Hälfte des Erdballs verschwinde, was bei Helena das Bedürfnis weckte, ständig unterwegs zu sein, um mit dem Schiff ihres Geliebten Schritt zu halten, eine Spiegelung ihrer selbst auf der anderen Seite der Erdkugel. Schließlich findet sie ihren vollkommenen blauen Krug, »so tief(blau) wie das tiefste Geheimnis« und bittet, daß man nach ihrem Tode ihr Herz darin bewahren möge, damit »alles um mich herum blau ist«.

Von den Fünf Elementen ist **Wasser** das dunkelste, das am stärksten yin-betonte, das geheimnisvollste, stillste, verborgenste und deshalb das quälendste. Die allerersten Lebewesen waren Geschöpfe des Wassers. Im Mutterleib schwammen wir im Fruchtwasser. Somit rührt **Wasser** verborgene Saiten in uns an, Erinnerungen, die wir nicht erreichen können, einen Ort, an dem wir uns in Augenblicken des Schreckens und der Angst verstecken möchten.

Ohrgeräusche

Um einen anderen Aspekt des Elements **Wasser** zu erfahren, heben Sie bei Ihrem nächsten Spaziergang am Strand eine große Muschel auf und halten sie dicht ans Ohr; Sie hören dann das Rauschen des Meeres. Dies ist auch eine Möglichkeit, uns daran zu erinnern, daß die Ohren Schall-kästen sind. Sie sind darüber hinaus an der Kontrolle des Gleichgewichts beteiligt und haben weitere wichtige Aufgaben. Der Ausdruck *I hear you* (ich höre dich) bedeutet im Süden der USA »Ich verstehe dich«. In den vergangenen zehn Jahren machte ich in verschiedenen Ländern interessante Erfahrungen mit drei Ärzten, die unter Tinnitus (Ohrgeräuschen) litten. Alle drei waren überlastet. Man könnte auch sagen, ihre Ohren waren mit den Problemen ihrer Patienten überlastet. Einer der Ärzte spielte zufällig Violine. Ich empfahl ihm, zusätzlich zu meiner Behandlung ausgiebige Bäder zu nehmen und dabei Musik (Mozart) zu hören, die ihn nicht nur beruhigte, sondern auch tatsächlich das Geräusch in seinen Ohren neutralisieren half. Nach ein paar Wochen erzählte er mir, daß er zum ersten Mmal seit Monaten eine Linderung verspürte. Bei der zweiten Patientin hatte ich den Einduck, daß die Ohrbeschwerden mit Eheproblemen zusammenhingen, was sie bestätigte. Der dritte Fall betraf eine in Berlin lebende holländische Ärztin, eine Gesangstherapeutin und Sängerin, die auch Gesangsunterricht in Gruppen erteilt. Sie erzählte mir, das Problem läge ihres Erachtens darin, daß sie sich »zu sehr fordere«, daß sie »zu perfekt sein wolle«. Sie bezeichnete dies als »klassisches Typ-A-Verhalten« der Art, die einen Herzinfarkt begünstigt. Ein Heilpraktiker in Holland hatte ihr gesagt: »Wenn du einen Tinnitus hast, hörst du dein

Herz nicht, weil Energie und Zirkulation blockiert sind.« Dies rüttelte sie auf, zumal die Musik die Basis ihrer ärztlichen Berufsausübung bildet. Sie leitet Gesangskreise und ist eine vielseitige Arrangeurin und Produzentin von CDs.

Die Welt ist Klang

Jeder von uns kennt die besänftigende Wirkung schöner Musik und die nervenzerrüttende Wirkung der Lärmverschmutzung in unseren geschäftigen Städten, oder von Heavy Metal Rock, und wie beides unser Verhalten beeinträchtigt. Der Autor Joachim Ernst Berendt beschreibt in seine Buch *Die Welt ist Klang* Experimente, in denen untersucht wurde, wie Pflanzen auf verschiedene Arten von Musik reagieren. Bei Musik von Bach wachsen sie zu den Lautsprechern hin, bei Ravi-Shankar-Klängen ranken sie sich um die Lautsprecher, und bei Heavy Metal streben sie von den Lautsprechern weg.

Es überrascht nicht, wenn Ohrenärzte zu beiden Seiten des Atlantik behaupten, daß häufiges Hören von Heavy Metal Rock und das Zudröhnen mit Musik über den Walkman bei Teenagern zunehmend zu Schwerhörigkeit führt.

Als Beethoven eines seiner herrlichsten Werke – die 9. Symphonie, mit der Ode an die Freude – komponierte, war er taub; ein vortreffliches Beispiel dafür, wie **Wasser** (seine Taubheit) seinen Ausdruck durch Musik findet, in Harmonie mit **Feuer** (die Ode an die Freude).

Ein Beispiel für die Verbindung der Elemente **Metall, Wasser, Holz** und **Feuer** kommt uns in den Sinn, wenn wir an den Lebensweg der außergewöhnlichen Helen Keller denken, die blind (Augen → **Holz**) und taub (Ohren → **Wasser**) war. Zum ersten Mal fand ihre Lehrerin Annie Sullivan Zugang zu dem kaum zu bändigenden Kind Helen, als sie seine Hand unter einen voll aufgedrehten Wasserhahn hielt und ihm dann die Buchstaben des Wortes »Wasser« in die Handfläche schrieb (Haut-zu-Haut-Kontakt = **Metall**). Dieser Durchbruch war der erste Schritt zu einer unmittelbaren Verständigung und führte zu anderen Formen der Kommunikation und letztlich zum Spracherwerb **(Feuer)**.

Stille, tiefe Wasser

Das Element **Wasser** kontrolliert unsere Knochen, unser Skelett, unsere innere Struktur. Deswegen fördert das Baden im Meer, im Salzwasser die Genesung von Patienten mit Skeletterkrankungen oder nach Knochenbrüchen.

In der chinesischen Medizin hüten die Nieren unsere »Essenz«, unser *Jing,* das unsere Erbenergie, die innere Quelle unserer Vitalität darstellt, unser Ki und die Marksteine unserer Fortpflanzungszyklen von der Pubertät bis zur Menopause. In zeitgemäßer Sprache ausgedrückt: Jing reguliert unsere Gene, unsere DNA. Das Element **Wasser** beeinflußt auch unsere Haare sowie die Knochen und das Knochenmark. Deswegen hat eine Chemotherapie so dramatische Auswirkungen für das Element **Wasser** und zieht oft Haarausfall, eine verfrühte Menopause bei Frauen und Gedächtnisschwäche nach sich.

Nicht nur durch zu große Arbeitsbelastung entleeren wir unsere **Wasser**-Energie(speicher), sondern auch, indem wir zuviel von unserer »Essenz«, unserem *Jing* abgeben, was besonders diejenigen betrifft, die sich in Heilberufen engagieren oder einer sonstigen Berufung folgen. Wir laufen nämlich Gefahr, an einem »Erschöpfungssyndrom der Helferberufe« oder »Burn-out« zu erkranken. Denken Sie an die Fallgeschichte von David, dem Tierarzt. Er trieb sich in ein »Burn-out«, indem er pausenlos durch ganz London hetzte, um nach seinen tierischen Patienten zu sehen, und verschlimmerte das noch, indem er sich verstärkt in die Arbeit stürzte, um sich nicht mit dem Tod seines Vaters auseinandersetzen zu müssen.

Im Laufe meiner Zen-Shiatsu-Praxis habe ich auch entdeckt, daß die **Wasser**-Meridiane, insbesondere der Nieren-Meridian, unsere tiefsten Erinnerungen, unsere verschütteten Erinnerungen bewahren. Manchmal genügt eine einfache Dehnung oder eine zarte Berührung, um diese Erinnerungen spontan an die Oberfläche zu spülen, als hätte sich etwas vom Boden des Meeres gelöst. Inhalte der Erinnerungen können vergessene Träume sein oder das tief verdrängte Trauma eines sexuellen Mißbrauchs in der Kindheit.

Durch Mark und Bein

Unsere Knochen, das Knochenmark, unser Skelett symbolisieren den verborgensten, aber strukturgebenden Teil unseres Körpers. Denken Sie an die vielen Ausdrücke in verschiedenen Sprachen, in denen mit dem Wort »Knochen« etwas sehr Tiefes und Grundlegendes angedeutet wird. Wenn ich im Deutschen *etwas in den Knochen spüre,* bin ich vielleicht krank. Es könnte aber auch wie das englische *I feel something in my bones* oder *in my water* (ich spür' das im Urin) bedeuten, daß ich ahne, daß etwas vorgeht oder bevorsteht, aber es ist noch nicht ersichtlich oder bekannt, was. In einigen Redewendungen vereinen sich Angst und Knochen, zum Beispiel: *Die Angst steckt ihm in den Knochen.* Die Aufforderung, zum Wesentlichen zu kommen, lautet im Englischen *Let's get to the bones of the matter* (wörtlich: zu den Knochen der Angelegenheit vordringen). Im Internet fand ich einen Ausdruck, der auf dem Campus amerikanischer Universitäten gebräuchlich ist: *pass the bone,* wörtlich: reich' mal den Knochen rüber, der bedeutet, sein Wissen mit anderen zu teilen. Eine russische Wendung lautet: Wenn die Knochen heil sind, wird auch wieder Fleisch darauf wachsen, das heißt, auf ein solides Fundament kann man stets bauen. Wenn Italiener von *le osse rotte* (wörtlich: von kaputten Knochen) sprechen, heißt das, daß sie todmüde sind.

Das kostbare Naß

Wasser (in Form einer Spirale) ist ein häufiges Symbol in der Kunst und der Zeichenkunst der Hopi-Indianer, und zwar aus einem sehr naheliegenden Grund. Im trockenen amerikanischen Südwesten ist Wasser knapp und darum heilig. Wer jemals eine Dürrekatastrophe erlebt hat, weiß, wie heilig Wasser ist, wie kostbar ein einziger Tropfen. Ähnliche Wassersymbole finden sich auch in der Felsmalerei der Aborigines, der australischen Ureinwohner. Aber auch in Ländern, die nicht unter Wasserknappheit leiden (wie beispielsweise in England), wurden Brunnen und Quellen oft zu heiligen Orten. Die heiligen keltischen Quellen in Cornwall wurden von den ersten christlichen Einsiedlern in Plätze der Heiligenverehrung umgewidmet, weil die Bevölkerung vor Ort daran gewöhnt war, diese Stätten zu verehren und zum Zweck der Heilung, Prophezeiung und Erleuchtung aufzusuchen. Um die zahllosen heiligen

Brunnen in Cornwall ranken sich bis heute geheimnisvolle Bräuche. St.-Nun's Well soll vom Wahn Befallene heilen. Lange Zeit galt ein Tauchbad im eiskalten Quellwasser – oder auch im Wasser des tosenden Meeres – als Schocktherapie gegen Geisteskrankheit –, und Schock ist mit dem Element **Wasser** assoziiert. Ein harmloserer Brauch ist folgender: Wer von einem frisch verheirateten Paar zuerst Wasser vom St.-Keyne's-Brunnen trinkt, wird von Stund an in der Ehe die Hosen anhaben. Wer einen heiligen Brunnen verändert, riskiert zu ertrinken, lesen wir in den *Customs & Superstitions from Cornish Folklore* (Bräuche und Aberglauben in der Folklore Cornwalls) von Robert Hunt. Abgesehen vom Aberglauben spielen in vielen Weltreligionen heilige oder heilende Wasser oder Quellen oder Flüsse eine Rolle, vom Ganges, den die Hindus verehren, über den Jordan der Juden und der Christenheit zu der heiligen Quelle der Bernadette in Lourdes. Von der jüdischen *Mikweh* (dem rituellen Frauenbad) bis zum christlichen Taufbecken ist Wasser das Symbol der Verwandlung.

In vielen Wüstenkulturen finden wir ähnliche, oft heilige Symbole und Farben für das Element Wasser. Die Männer der Tuareg in der südlichen Sahara sind phantastische Gestalten in ihrer traditionellen Tracht und den blauen Kopfbedeckungen, die nur einen Sehschlitz für die Augen freilassen. Blau als Symbol von Wasser und Kühle findet einen weiteren großartigen Ausdruck im Ischtar-Tor, in jenem riesigen blauen Mosaik des Tempels von Babylon, das heute im Pergamon-Museum in Berlin steht. Wahrscheinlich konnte man die schimmernde kühle Wirkung dieses massiven Bauwerks meilenweit aus der Ferne wahrnehmen, ein bleibendes Symbol der Verehrung der Göttin, die den ausgedörrten Kehlen Nahrung und Linderung bringt – und das erbarmungslose Licht der umgebenden Wüste.

Abhärten – und entspannen

Wer aus einer britischen Familie stammt, ist an die kalten, nördlichen, winterlichen Aspekte von **Wasser** gewöhnt, an endloses Frösteln, eiskalte Badezimmer und Feuchtigkeit und früh einsetzende Abenddämmerung. In britischen Köpfen ist die Vorstellung verankert, daß es den Charakter bildet und die körperlichen und geistigen Kräfte steigert, wenn man sich der Kälte und rasiermesserscharfen Winden aussetzt und bei einem winterlichen Spaziergang über die Felsenklippen tüchtig von Meerwasser besprüht und durchnäßt wird. Eiskalte frische Luft ist das beste Allheilmittel. Reißen Sie die Fenster auf und lassen Sie die Elemente hinein, wenn Sie krank im Bett liegen. Irgendwie ist es sündhaft und ungehörig, wenn es zu warm und zu bequem ist. Dabei kommen mir zwei Geschichten in den Sinn.

Als meine Patentante Marie Exelby in Cornwall Ende der vierziger Jahre an Tuberkulose erkrankt war, bestand die Therapie in dem Sanatorium auf den zerklüfteten Klippen darin, die Patienten täglich der kalten Seeluft auszusetzen. »Streptomycin war den Mitgliedern der Streitkräfte vorbehalten, die aus dem Krieg zurückkehrten«, sagte meine Tante. »Für uns reichte es nicht.« Später mußte ihr ein Teil der Lunge entfernt werden. Marie war Lehrerin und kümmerte sich auf ihre Weise um ihre Rehabilitation: Sie machte die gleichen Oberkörperdehnungen, -drehungen und sonstigen Übungen, die sie ihren Schulkindern beibrachte. Heute ist Marie eine quicklebendige Überachtzigjährige, die alle Chancen hat, das 21. Jahrhundert zu erleben.

Anfang der dreißiger Jahre erkrankte meine Mutter in Sambia (damals Nordrhodesien) an Schwarzwasserfieber, einer Komplikation der Malaria, die besonders die Nieren schwer schädigt. Sie kam nie über das Entsetzen hinweg, daß sie schwarzen Urin ausschied. Damals bestand die Behandlung darin, die Patienten in Wannen mit eiskaltem Wasser zu tauchen. Auch diese entsetzliche Erfahrung konnte sie nie vergessen! Das Tauchbad war eine Art Schockbehandlung, die glücklicherweise nicht mehr üblich ist.

Für die meisten Menschen ist **Wasser** weniger dramatisch, da der Winter eine Zeit ist, in der wir uns ein bißchen zurückziehen, unser Feuer nachlegen, uns besinnen, intellektuellen Interessen nachgehen, russische Romane lesen. Oliver Sacks, der erfolgreiche schriftstellernde Neurologieprofessor, ist ein begeisterter Schwimmer, und er behauptet, daß er seine ganze Denkarbeit im Wasser erledigt. Mir fällt dazu auch die beruhigende, ausgleichende Wirkung ein, die das Schwimmen auf den impulsiven und widersprüchlichen australischen Pianisten David Helfgott hatte, dessen Lebensgeschichte von seiner Frau Gillian aufgezeichnet (*David*

Helfgott: die Biographie) und in dem Film *Shine* (das Buch zum Film heißt *Shine – der Weg ins Licht)* nacherzählt wurde.

Salz und Brot macht Wangen rot

Im hohen Norden sind extrem salzige Speisen, beispielsweise eingesalzener Fisch, natürlich viel mehr verbreitet und auch passender als im Süden. Stellen Sie sich vor, Sie würden in den Tropen Salzheringe zum Frühstück verspeisen. Sie würden vor Durst sterben. Und doch: Laden Sie einmal jemanden, der in einem heißen Klima lebt, zum Abendessen ein. Sie werden sich wundern, wieviel Salz Ihr Gast über das Essen streut, das Sie gekocht haben. Seien Sie nicht beleidigt. Auf dem Heimweg wird er das wieder ausschwitzen.

Salz putzt und reinigt. Schütten Sie Salz in fast siedendes Wasser, und das Wasser wird sogleich sprudelnd kochen. Streuen Sie sofort Salz auf frische Rotweinflecken, die Ihr bestes weißes Tischtuch ruinieren würden – ein großartiges Beispiel dafür, wie **Wasser Feuer** kontrolliert. Schütten sie eine Handvoll grobes Meersalz in einen verstopften Abfluß und kochendes Wasser darüber, um die Ablagerungen zu beseitigen. Als Reinigungsritual vor dem Kampf werfen Sumo-Ringer Salz in die Luft und über ihren Körper. Reinigen auch wir die Luft, wenn wir, nachdem wir Salz auf dem Tisch verschüttet haben, Salz über die Schulter werfen, damit das Glück uns gewogen sei? In der Sprache spielt Salz eine ausgesprochen wichtige Rolle. *Salz in die Wunden reiben* bedeutet im Englischen wie im Deutschen, jemandes Schmerz zu vergrößern. Im Englischen kann jemand »sein Salz wert sein«. Das Wort Salär geht ursprünglich auf Salz zurück und stammt aus der Zeit, da das kostbare Salz Zahlungsmittel war. Die Russen sagen: Bevor jemand zum Freund wird, muß man einen Scheffel Salz mit ihm gegessen haben. Oder *Words can lose their salt in a poor translation,* was sinngemäß besagt, daß bei einer schlechten Übersetzung die Würze (»das Salz«) des Originals verlorengeht. Das englische *salty* bedeutet »gewagt« und stammt wahrscheinlich von der alten Bezeichnung *salt* für *sailor* (Seemann).

Wasser stand auch Pate bei einer der treffendsten englischen und deutschen Redewendungen: *sich vor Angst in die Hosen machen.*

Die Angst vor dem Dunkel

Eine meiner eindringlichsten Erfahrungen mit dem Element **Wasser** machte ich Ende 1997 beim Besuch einer Ausstellung über Angst und die Kunst der Inuit (Eskimos) in der Art Gallery von Ontario, Toronto. Denken Sie sich einen kleinen, schwach erhellten Raum am Ende einer Wendeltreppe abseits der Hauptgalerie. Spotlights beleuchteten verschiedene Umrisse und Gesichter mit in stummem Schrei aufgerissenen Mündern und geweiteten Augen, gearbeitet aus Materialien wie porösem Walknochen, Geweihen und Elfenbein bis hin zu schwarzem Speckstein. Der Ausstellungskatalog beschrieb, wie manche der Bildhauer gegen manisch-depressive Krankheit oder Alkoholismus kämpften, und gab das Statement eines Inuit-Ältesten wieder: »Angst ist ein Gefühl, das traditionsgebundene Inuit täglich erleben. Wir haben keinen Glauben, wir haben Angst. Wir fürchten den Wettergott der Erde, gegen den wir kämp-

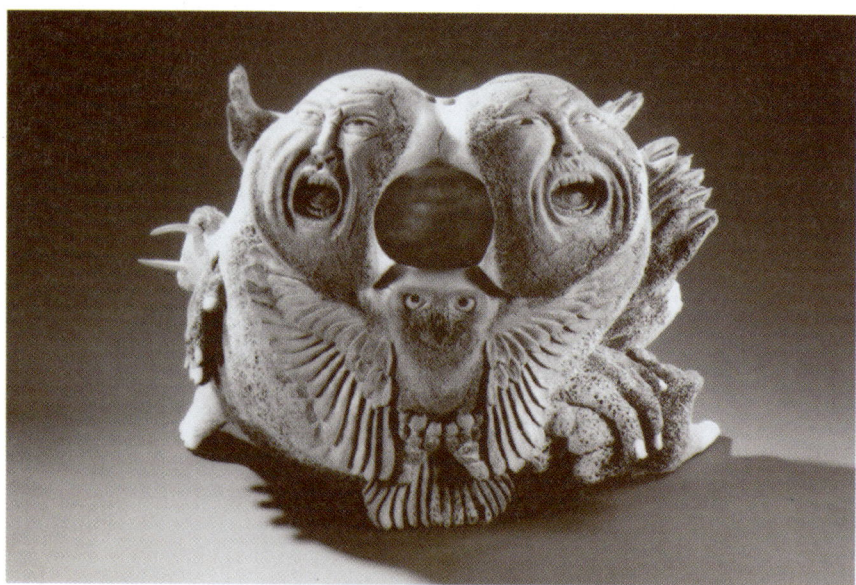

Angst, die Grundstimmung des Elements Wasser, prägt das Leben, den Alltag und die Kunst der Inuit (Eskimos). Die Plastik des Künstlers Manasie Akpaliapik trägt den bezeichnenden Titel *Respecting the Circle,* den Kreis(lauf der Dinge) respektieren. (© Art Gallery of Ontario, Toronto)

fen müssen, um dem Land und dem Meer unsere Nahrung abzuringen. Wir fürchten Tod und Hunger in kalten Schneehütten. Wir fürchten die Krankheiten, denen wir ringsum täglich begegnen; nicht den Tod, sondern das Leiden.«

Schwarzsehen und schwarzmalen

Kulturvölker mit starken historischen Bindungen an die Seen haben oft Blau oder Schwarz als Nationalfarben in ihrer Flagge. Denken Sie an Griechenland mit seiner Fahne in klarem Blau und Weiß. Oder Cornwall mit seiner schwarz-weißen Fahne, interessanterweise die Fahne des Heiligen Pirran, des Schutzpatrons des Zinnbergbaus; die Fahne vereint also die charakteristischsten Aktivitäten von Cornwall: Fischerei und Bergbau.

In westlichen Ländern verbinden wir Schwarz je nach Kultur oft mit Trauer, Leichenbegängnis und Witwenschaft. Kulturell wird Schwarz dazu genutzt, Frauen »unsichtbar« zu machen, wie durch den Habit bei manchen religiösen Orden und durch den *Schador* in den islamisch-fundamentalistischen Ländern. Je nach der Mode ist Schwarz auffallend und gilt offiziell als Abendgarderobe; tagsüber getragen kann es jedoch ein Bedürfnis nach Distanz signalisieren. Es ist dadurch auch eine neutrale Farbe, die zum Beispiel viele Schiedsrichter beim Fußball bevorzugen. Der britische Maler Aubrey Beardsley, der vor allem wegen seiner großartigen schwarz-weißen und farbigen Illustrationen der Werke von Oscar Wilde und Edgar Allan Poe bekannt wurde, arbeitete tatsächlich in einem dunklen Zimmer beim Licht einer flackernden Kerze, weil er die geheimnisvollen und magischen Effekte so inspirierend fand.

Das Wort *Schwarz* hat aber in einigen Sprachen auch einen negativen Sinn – im Englischen beispielsweise *blackmail* (Erpressung), *blacklist* (schwarze Liste) oder *blackout* (»Filmriß«). Im Deutschen haben wir negativ besetzte Wörter wie *Schwarzarbeit* oder *Schwarzfahrer*. Das wachsende Bewußtsein für eine politisch korrekte Ausdrucksweise hat dazu geführt, die zufällige Art, wie wir mit diesen Worten umgehen, neu zu überdenken, damit Stereotype (schwarz = negativ, weiß = positiv) keine Chance mehr haben.

Schlußwort

Denken Sie nicht zuviel. Warten Sie ein paar Tage und prüfen Sie dann, welche Elemente, Aussagen und Farben in Ihrem Geist haftengeblieben sind und warum. Erst nachdem Sie die verschiedenen Beziehungen des Systems der Fünf Elemente in jeder Weise auf sich angewandt haben, werden Sie es viel leichter finden, sie auf andere anzuwenden. Um so mehr, wenn Sie einen Heilberuf ausüben.

Lassen Sie alles in sich hineinsinken. Benutzen Sie sich als Versuchslabor. Und denken Sie immer an den wunderbaren Zen-Satz:

Wenn die Erleuchtung nicht zu deinen Füßen liegt, wo willst du sie suchen?

Anhang

Literatur

Fernöstliche Medizin

Beinfield, Harriet; Korngold Efrem: Between Heaven and Earth. A Guide to Chinese Medicine. Ballantine Books, New York 1991

Beresford-Cook, Carola: Shiatsu Theory and Practice. Churchill Livingstone, London/New York 1996

Connelly, Dianne M.: Traditionelle Akupunktur: das Gesetz der fünf Elemente. Endrich, Heidelberg 1988

Kaptchuk, Ted: Das große Buch der Chinesischen Medizin: die Medizin von Yin und Yang in Theorie und Praxis. Heyne, München 1995

Maciocia, Giovanni: Die Grundlagen der chinesischen Medizin: Ein Lehrbuch für Akupunkteure und Arzneimitteltherapeuten. Verlag für Traditionelle Chinesische Medizin, Kötzting 1994

Masunaga, Shizuto; Ohashi, Wataru: Das große Buch der Heilung durch Shiatsu: Gesundheit durch die Harmonisierung von Yin und Yang. Scherz/Barth, Bern/München/Wien 1991

Matsumoto, Kiiko; Birch, Stephen: Hara Diagnosis. Reflections on the Sea. Paradigm Publications, Brookline MA 1988

Matsumoto, Kiiko; Birch, Stephen: Five Elements and Ten Stems. Paradigm Publications, Brookline MA 1983

Pollmann, Antonius: Fünf Wandlungsphasen in fünf Streichen: Grundprinzipien der chinesischen Medizin am Beispiel von Max und Moritz. Haug, Heidelberg 1996

Rappenecker, Wilfried: Fünf Elemente und zwölf Meridiane: Ein Handbuch für Shiatsu, Akupunktur und Körperarbeit. Felicitas Hübner Verlag, Waldeck 1996

Wolfe, Honora Lee: The Breast Connection. A Laywoman's Guide to the Treatment of Breast Disease by Chinese Medicine. Blue Poppy Press, Boulder CO 1994

Westliche Medizin und Umweltmedizin

Caldicott, Helen: If You Love this Planet. A Plan to Heal the Earth. W.W. Norton, New York 1992

Carson, Rachel: Der stumme Frühling. Beck, München 1996

Hippokrates (Hrsg. Richard Kapferer mit Georg Sticker) Die Werke des Hippokrates: die hippokratische Schriftensammlung in neuer deutscher Übersetzung. Hippokrates-Verlag Marquardt 1933/1940

Korda, Michael: Von Mann zu Mann: ich hatte Prostatakrebs. Limes, München 1997

Lust, John: The Herb Book. Bantam Books, New York 1974

Mann, John: Mord, Magie und Medizin: aus dem Giftschrank der Natur. Trias, Stuttgart 1995

Monte, Tom (und die Hrsg. der Zeitschrift *East West Natural Health*): World Medicine. The East West Guide to Healing your Body. Jeremy P. Tarcher/Perigee, New York 1993

Morgeli, Christoph: Das Medizinhistorische Museum der Universität Zürich, Institut und Museum für Geschichte der Medizin, Zürich 1994

Needleman, Herbert L.; Landrigan, Philip J.: Umweltgifte: So schützen Sie Ihr Kind. Belastungen erkennen, verringern, vermeiden. Trias, Stuttgart 1996

Ody, Penelope: Naturmedizin Heilkräuter: der Ratgeber für die richtige Anwendung von Heilkräutern zu Hause. BLV, München 1996

O'Malley, Charles D.O.; Saunders, C.M. (Hrsg.): Leonardo da Vinci on the Human Body. Wing Books, New York 1982

Sacks, Oliver: Eine Anthropologin auf dem Mars. Sieben paradoxe Geschichten. rororo-Sachbuch 60242, Reinbek 1997

Sacks, Oliver: Die Insel der Farbenblinden. rororo-Sachbuch 60560, Reinbek 1998

Steingraber, Sandra: Living Downstream: An Ecologist Looks at Cancer and the Environment. A Merloyd Lawrence Book/Addison Wesley Publishing Company, Reading MA 1997

Stocker, Midge (Hrsg.): Confronting Cancer, Confronting Change. New Perspectives on Women and Cancer. Third Side Press, Chicago 1993

Weil, Andrew: Spontanheilung: die Heilung kommt von innen. Orbis-Verlag, München 1998

Williams, Tom: Chinesische Medizin: das praktische Handbuch. Beschwerden auf natürliche und sanfte Art behandeln. Mosaik Verlag, München 1998

Kunst, Kultur, Geschichte und Brauchtum

Apperson, G. L.: The Wordsworth Dictionary of Proverbs. Wordsworth Editions Ltd., Herts 1993

Aria, Barbara; Gon, Russell Eng: The Spirit of the Chinese Character. Chronicle Books, San Francisco CA 1992

Beckett, Sister Wendy: Sister Wendy's Grand Tour: Discovering Europe's Great Art. Stewart, Tabori & Chang/US Media Holdings Inc., New York 1996

Blakemore, Frances: Japanese Design through Textile Patterns. Weatherhill Inc., New York 1978

Bock, Hanna: Einsiedeln. Das Kloster und seine Geschichte. Silva-Verlag, Zürich 1991

Callen, Anthea: Techniques of the Impressionists. Chartwell Books Book Sales Inc., New Jersey 1997

Chevalier, Jean; Gheerbrant, Alain: The Penguin Dictionary of Symbols. Penguin Books Ltd., London 1996

Do You Know Cornwall? Guidebook, Tor Mark Press, Redruth, Cornwall 1993

Ellis, Peter Berresford: The Cornish Saints. Tor Mark Press, Pentyn, Cornwall 1992

Evans, Ivor H.: The Wordsworth Dictionary of Phrase and Fable. Wordsworth Editions Ltd., London 1993

Frazer, James G.: Der goldene Zweig: das Geheimnis von Glauben und Sitten der Völker. Rowohlt, Reinbek 1994

Funk, Wilfred: Word Origins. An Exploration and History of Words and Language. Wing Books Random House, New York 1981

Gaskell, G. A.: Dictionary of All Scriptures and Myths. Gramercy Books Outlet Book Co./Random House, New York 1950

Gibson, Clare: Signs and Symbols. An Illustrated Guide to Their Meaning and Origins. Saraband/Barnes & Noble Inc., New York 1966

Grun, Bernard: The Timetables of History. A Horizontal Linkage of People and Events. Touchstone/Simon & Schuster, New York 1982

Holzherr, Abbot Georg: Einsiedeln Abbey Church. Schnell u. Steiner, München 1994

Humphreys, Christmas: Buddhismus als Lebensweise. Müller Rüschlikon, Zürich 1975

Hunt, Robert: Cornish Folklore. Tor Mark Press, Penryn, Cornwall 1992

Hunt, Robert: Customs and Superstitions from Cornish Folklore. Tor Mark Press, Penryn, Cornwall 1991

Jayakar, Pupul: The Earth Mother, Legends, Goddesses, and Ritual Arts of India. Harper & Row, San Francisco 1990

Jung, C. G.: Der Mensch und seine Symbole. Walter-Verlag, Olten, Freiburg i. Br. 1968

Kornfield, Jack (Hrsg.): Die Lehren Buddhas. Droemer Knaur, München 1997

Knappert, Jan: Lexikon der afrikanischen Mythologie. Mythen, Sagen und Legenden. Seehamer, Weyarn 1997

McAlpine, Helen u. William: Japanese Tales and Legends. Oxford University Press, Oxford 1958

Mish, Frederick C.: The Merriam-Webster New Book of Word Histories. Merriam-Webster Inc., Springfield MA 1991

Muramaru, Norikazu: Japanese Folktales. Yohan Publications Inc., Tokio 1994

Pomar, Maria Teresa: El Dia de los Muertos. The Life of the Dead in Mexican Art. Modern Art Museum of Fort Worth, Fort Worth, Texas 1995

Roberts, J. M.: The Penguin History of the World. Penguin Group, London 1990

Severino, Renato: Meta-realism in Architecture in Quest of the Ideal City. Idea Books, Mailand 1995

Shlain, Leonard: Art and Physics. Parallel Visions in Space, Time, and Light. William Morrow & Co. Inc., New York 1991

Slessor, Catherine: The Art of Aubrey Beardsley. Quintet Publishing, London 1989

Taube Karl: Aztekische und Maya-Mythen. Reclam, Stuttgart 1996

Tisellius, Henrik; Hulten, Henrietta (Hrsg.): The Orange Pages. Program Catalogue for Stockholm. The City of Stockholm, Stockholm 1998

Trachsler, Beat; Roberts, Jane: Basler Fasnacht. For Insiders and Outsiders. GS-Verlag, Basel 1992

Walker, Barbara: The Women's Encyclopedia of Myths and Secrets. Castle Books, Edison NJ 1996

Weatherhill, Craig; Devereux, Paul: Myths and Legends of Cornwall. Sigma Leisure Books, Wilmslow, Cheshire, 1998

Westwood, Jennifer (Hrsg.): Mysterious Places: The World's Unexplained Symbolic Sites, Ancient Cities, and Lost Lands. Barnes & Noble, New York 1997

Yoshida, Shoya: Folk Art. Hoikusha Publishing Co., Osaka 1992

Yu, Leslie Tseng-Tseng: Chinese Painting in Four Seasons. A Manual of Aesthetics and Techniques. Prentice-Hall, Engelwood Cliffs NJ 1981

Publikationen von Kunstmuseen:
René Magritte. Musée des Beaux-Arts, Montreal, Quebec, 1996

Tomb Treasures from China. The Buried Art of Ancient Xi'an: Asian Art Museum of San Francisco, and Kimbell Art Museum, Fort Worth TX 1994

Farben

Andrews, Ted: Mit Farben heilen: mehr Lebenskraft durch Licht. Sphinx, Basel 1994

Ivie, Lana: Lessons in Colour Meditation. Luminary Press. Jerome, Arizona 1984

Chijiwa, Hideaki: Colour Harmony. A Guide to Creative Colour Combinations. Rockport Publishers/North Light Books, Rockport MA 1987

Goethe, J. W. von: Die Tafeln zur Farbenlehre und deren Erklärungen. Insel Verlag, Frankfurt a. M./Leipzig 1994.

Wauters, Ambika; Thompson, Gerry: Priniciples of Colour Healing. Thorsons/Harper & Collins, London 1997

Feng Shui

Lip, Evelyn: Feng Shui for the Home. Heian International, Torrance CA 1990

Wydra, Nancilee: Feng Shui. The Book of Cures. Contemporary Books, Chicago 1996

Wydra, Nancilee: Feng Shui in the Garden. Contemporary Books, Chicago 1991

Küchen dieser Welt

Creber, Ann; King, Elisabeth: The World's Finest Food. 180 Classic Recipes from around the World. Welcome Book, New York 1994

Hooker, Monique Jamet; Richardson, Tracie: Cooking with the Seasons. A Year in my Kitchen. Henry Holt & Co., New York 1997

Mascetti, Manuela Dunn; Borthwick, Arunima: Food for the Spirit. Seasonal Vegetarian Recipes to Warm the Kitchen and Nourish the Soul. Daybreak Books Rodale, New York 1998

Pitchford, Paul: Healing with Whole Foods: Oriental Traditions and Modern Nutrition. North Atlantic Books, Berkeley CA 1993

Sahni, Julie: Das große indische Kochbuch. Heyne, München 1986

Style, Sue: Typisch Schweiz: Landschaften, Leute, Brauchtum, Rezepte. Müller Rüschlikon, Cham 1992

Temelie, Barbara: Ernährung nach den Fünf Elementen. Joy Verlag, Sulzberg 1993

Romane, Dichtung, Theaterstücke

Capote, Truman: Die Grasharfe. Suhrkamp, Frankfurt a.M. 1994

Dinesen, Isak (Tania Blixen): The Blue Jar. In: Tales of Wisdom. 100 modern parables (edited by Howard Schwartz). Crescent Books/Random House, New York 1991

Frye, Northrup (Hrsg.): The Pelican Shakespeare. The Tempest. Penguin Books, New York 1970

Gogol, Nikolai: Der Mantel. Reclam, Stuttgart 1995

Gogol, Nikolai: Die Nase. Reclam, Stuttgart 1997

Ibsen, Henrik: Gespenster. Reclam, Stuttgart 1994

Ibsen, Henrik: Ein Volksfeind. Reclam Stuttgart 1991

Ibsen, Henrik: Die Wildente. Reclam, Stuttgart 1994

Ibsen, Henrik: Hedda Gabler. Reclam, Stuttgart 1995

Keller, Helen: Mein Weg aus dem Dunkel: blind und gehörlos – das Leben einer mutigen Frau, die ihre Behinderung besiegte. Droemer Knaur, München 1997

Gibran, Kahlil: Das Auge des Propheten. Ullstein, Frankfurt a. M./Berlin 1995

Helfgott, Gillian: David Helfgott: die Biographie. Heyne, München 1997

Oe, Kenzaburo: Der Tag, an dem Er selbst mir die Tränen abgewischt. Suhrkamp, Frankfurt a. M. 1995

Oe, Kenzaburo: Teach Us to Outgrow our Madness. Grove Press, New York 1977

Ondaatje, Michael: Der englische Patient. Hanser, München 1997

Schneider, Robert: Schlafes Bruder. Reclam, Leipzig 1995

Singer, Isaac Bashevis: Gimpel der Narr. rororo 50115, Reinbek 1984

Stevens, John (Hrsg.): Lotus Moon. The Poetry of the Buddhist Nun Rengetsu. Weatherhill, New York 1994

Styron, William: Sophies Entscheidung. Droemer Knaur, München 1993

Yarmolinsky, Avrahm (Hrsg.): The Portable Chekov. Penguin Books, New York 1985

Yen Mah, Adeline: Falling Leaves. Penguin Books, London 1997

Bildnachweis

Allen unten genannten Personen und Einrichtungen nochmals herzlichen Dank für ihre Unterstützung.

Kunstmuseen

Asian Art Museum (Hanni Forester), Golden Gate Park, San Francisco, CA 94118, USA. Website: www.asianart.org
Seite 76/77 – *Flowers and Birds of the the Twelve Month* von Yamamoto Soken (Japan, Schaffenszeit 1683–1706). Zwei sechsteilige Wandschirme, kolorierte Tuschzeichnung auf Seide, Edo-Periode, spätes 17. bis frühes 18. Jahrh. Größe: 44,5 x 44 in (je Wandschirm). The Avery Brundage Collection 1997.

Art Gallery of Ontario (Felicia Cukier), 317 Dundas St. West, Toronto, Ontario M5T 1G4, Kanada. E-Mail: Felicia Cukier@ago.net
Seite 186 – *Respecting the Circle* (1989) von Manasie Akpaliapik (Inuit, Kanada, geb. 1955). Walknochen, Elfenbein, Stein, Horn. Größe: 52,0 x 71,4 x 40,0 cm. Ein Geschenk von Samuel und Esther Sarick, Toronto, 1996. Photo: AGO, Carlo Catenazzi.

Philadelphia Museum of Art (Kathleen Ryan), Box 7646, Philadelphia, PA 19101–7646, USA.
Seite 80 – *The Six Elements* (1928) von René Magritte (Belgien 1898–1967). Öl auf Leinwand. Größe: 73,5 x 100 cm. Louise and Walter Arensberg Collection.

Presse und Medien

National Media (June Botha), P.O. Box 1802, Cape Town 8000, Südafrika.
Seite 32 und 154 – *Southeaster.* Copyright: Die Burger.

Chatelain, Maclean Hunter Building, 777 Bay St., Toronto, Ontario M5W 1A7, Kanada.
Seite 162 – *Dragonboat Race.* Copyright: Marina Dodis, Vancouver, Kanada.

Stockholm – Cultural Capital of Europe 1998 (Europas Kulturhuvudstad '98), Box 163 98, 10 327 Stockholm, Schweden.
Seite 44 – *Feuerskulptur.* Copyright: Lennart Nyström, Eskilstuna, Schweden.
Seite 62 – *Jukkasjärvi Ice Hotel.* Copyright: Jan Jordán, Bromma, Schweden.

Künstler/innen und Photograph/innen

Seite 132 – Ausschnitt aus *14 Hooks, 14 Hats, 5 Elements* von Jessica Higgins (geb. 1964). Weißes Leinen, Metallhaken, Drahtgestelle. Die Hüte enthalten Objekte, die die Elemente Feuer, Erde, Metall, Wasser und Holz symbolisieren. (Der Ausschnitt zeigt einen Hut mit einem Schlüssel als Symbol für das Element Metall.) The Artists Project, Cardiff, Wales 1996. Photo: Jessica Higgins. E-Mail: yoohoo@thing.net

Seite 148 – *Hommage to My Dead Sister, Christiane* (1997) von Karen Greathouse (geb. 1969). Öl auf Gesso (Gips). Größe: 28 x 38 cm. Photo: Minh. (Kontakt über die Autorin)

Seite 106 – *Gemüsestand* (1991), Seite 170 – *Mexikanerin vor der Kirche* (1987). Photos von Nancy Scanlan, Austin, Texas. (Kontakt über die Autorin)

Seite 16 und 73 – Kalligraphien von Dr. He Yan Wu, Austin, Texas. (Kontakt über die Autorin)

Weitere Informationsquellen

The Achromatopsia Network P.O. Box 214, Berkeley, CA 94701-0214. E-mail: Futterman@achromat.org. Website:http://www.achromat.org

Architektur und Design
Renato Severino, 6 Upland Rd., Greenwich, Connecticut, USA (Telefon: 203-629-8386)

André Studer, Nussbaumstr. 1, 8044 Gockhausen, Schweiz (Telefon: 01-821-0217)

Sophie Keir, The Creative Edge, 295 Bowery, New York, NY 10003
(Telefon: 212-260-2267)

Annie Grey (Feng Shui), 2706 Windswept Cove, #3, Austin, Texas 78745
(Telefon: 512-891-0591)

Redewendungen in verschiedenen Sprachen
Alighta Averbukh: www.io.com/~alighta

Gaye Kynoch, Eve Berens, Ute Schwarzer und Karimah Tarazi
(Kontakt über die Autorin)

Adressen von Schulen, Institutionen, Gesellschaften

Deutschland

Bernhard Ruhla, Helmholtzstr. 2, 01069 Dresden (Telefon: 0351/4715136)

Tianxi-Zentrum für Chinesische Medizin, Matthias Wieck, Amselhainstr.
39, 14612 Falkensee (Telefon: 0800-8988988)

Shiatsu-Zentrum Edith Storch, Oranienstr. 163, 10969 Berlin-Kreuzberg
(Telefon: 030-615-1686)

Schule für Shiatsu Berlin – Düsseldorf,
Elli Mann-Langhof, Wilhelmsaue 11, 10715 Berlin (Telefon: 030-873-4404)

Heide Kuhl (Büro: Katharina De Fries), Carmenstr. 3, 40549 Düsseldorf
(Telefon: 0211-5581300)

Schule für Shiatsu Hamburg, Wilfried Rappenecker, Oelkersallee 33,
22769 Hamburg (Telefon: 040-430-1885)

Gesellschaft für Shiatsu in Deutschland (GSD), c/o Marion Hennemann,
Kunoldstr. 26, 34131 Kassel (Telefon 0561-39284)

Schweiz

Erika Bringold, Sprach- und Shiatsu-Pädagogin, Zentrum am Neumarkt, Bosshardengässchen 1/2, 8400 Winterthur (Telefon: 052-212-4412, Fax: 052-242-5567)

Christin Stalder, HOLLA, Unterer Batterieweg 46, 4053 Basel (Telefon: 061-361-1566)

Shiatsu Gesellschaft Schweiz (SGS), Sekretariat, Postfach 350, 5430 Wettingen 1

Großbritannien

Shiatsu College London, Unit 62, Pall Mall Deposit, 126-128 Barlby Rd, London W10 6BL (Telefon: 0181-987-0208)

USA

Academy of Oriental Medicine at Austin, Village Center, 2700 West Anderson Lane, Austin, Texas 78757 (Telefon: 512-454-1188)
Website: www.aoma.edu/newsite

American Oriental Bodywork Therapy Association, Laurel Oak Corporate Center, #408, 1010 Haddonfield-Berlin Rd, Voorhees NJ 08043 (Telefon: 609-782-1616)
E-mail: aobta@prodigy.net. Website: www.healthy.net/AOBTA

Kanada

Shiatsu Centre (Tetsuro Saito), 1069 Bathurst St, Toronto, Ontario M5R 3GB (Telefon: 416-534-1149)

Shiatsu School of Canada, 547 College St, Toronto, Ontario M6G 1A9 (Telefon: 416-323-1818)